なぜかうまくいく

薬局M&A成功法則

日高雅哉／大迫[illegible] 著

まえがき

今後、中小企業におけるM&Aはますます増えると予想されます。我が国は少子高齢化の加速により、後継ぎがいない企業が多数を占めていることに踏まえ、新型コロナウイルス感染症の影響により、事業存続の厳しさを目の当たりにした経営者の方も多くいらっしゃることでしょう。

いまの会社をそのまま子供に残して、はたして彼らは幸せになれるのか……。

そのような判断軸で企業の売却を決断された経営者の方々をたくさん見てきました。この数年間でも次々と、老舗企業が姿を消したことも記憶に新しいと思います。同様の環境下でも企業を守り、従業員や顧客・取引先が守られる企業もありました。本来、姿を消すべきでない企業や事業の存続や承継において、M&Aという手法は合理的かつ有効的なのです。

まずは簡単に、自己紹介をさせていただきます。

私日高雅哉は、株式会社リーディングという会社を約四年前に設立し、中小企業の事業承継のご支援をさせていただいております。大学卒業後、みずほ証券株式会社にて五年間勤務し、会社経営者や富裕層向けに、金融商品の運用のご提案や、事業承継のご支援に従事。その後、M&Aコンサルティングファームへ移り、中小企業の事業承継の仲介実務に従事しておりました。年間十件という、業界では驚異的な成約実績を残すことができ、大阪支店の立ち上げにより責任者を任されることになりました。やりがいのある仕事ではあったのですが、よりお客さまに寄り添った形で事業承継のご支援やサポートを提供したい、さらに世の中に貢献できるM&Aアドバイザーとして活動したいという思いがだんだんと強くなり、独立という決断に至りました。

M&Aの現場は、一つとして同じようなものはありません。唯一無二である企業や事業の譲渡のご支援に、我々は携わっているのだと常に気を引き締めて臨んでいます。実際に、企業や事業の譲渡をご決断された方と譲受先の方との間を取り持ち、同じゴールへ導いていく現場は、どれもドラマに満ち溢れています。

本書はそんな現場の最前線から、これからM&Aを検討し、ご決断をされる経営者の方々に知っておいていただきたい「真実」を記すことで、落とし穴を避ける視点を持っていただけたらという願いから始まりました。

知っているか知らないかで最終的な結果が大きく変わることはよくあるかと思います。中小企業のM&Aにおいてはまだまだ黎明期で、経営者の皆さまにとっても、普通に生活していれば知らない・わからないことが多くあるのは当然です。

先ほど、一つとして同じものはないと申しましたが、似たような失敗例は数多く耳にしてきました。注意すべきポイントも、はたから見ると当たり前に思うかもしれませんが、初めての経験であれば余裕もなく、言われるがままに進めてしまうこともあるのです。そこで、実際にその立場になったときに後悔のない結果を迎えるための正しい判断ができるように、さまざまな事例もあわせて紹介させていただきました。

M&Aは結婚にたとえられることが多いのですが、我々のお仕事は一言で言うと「ご縁をお繋ぎする仕事」です。これまで知り合うことのなかった方々をお繋ぎするだけではなく、ともに一つの目標に向かって伴走をさせていただくことになります。最終ゴールにたどり着くまで、とても大変な作業が続いたり、どんなに気を張り巡らせても想定外のことが起こったりします。それでも最終的には、出会いを創出させていただけたこと、その出会いから新たなステージの始まりに立ち会えたこと、関係者の方々と思いを一つにできたこと、さらにとても清々しい表情でこの上ない感謝のお言葉までいただける大変ありがたい仕事だと実感しています。

これまでもM&Aに関する書籍は数多く出版されてきました。ただ、M&Aの現場はドラマに満ち溢れているのにもかかわらず、〝現実は小説よりも奇なり〟という部分があまり表現されていないように思えます（私が出合えていないだけかもしれません）。

本書籍は私が共著者の大道氏と構想を重ね、ようやく出版に至った一冊です。我々の思いは本書に詰め込んでおりますが、実際にここまで形にできたのも、様々な方々とのご縁とご尽力をいただけたことによります。改めて心より感謝申し上げます。

パンローリング社の後藤社長に、出版の英断をいただいてから二年が経とうとしています。その間、編集協力をいただきました近藤由美様がいなければ、この本は世に出ることはなかったと思います。この場を借りて厚く御礼申し上げます。何度も時間を取ってくださり、本当にありがとうございました。

本書には、M&A仲介実務を通して経験してきた様々な内容を表面的な部分に留まらずに、かなり具体的に書かせていただきました。上述のとおり、日本でのM&Aはまだ黎明期と言えます。経済産業省による「中小M&Aガイドライン」での制度設計しか進んでおらず、現状では免許や資格など必要なく営むことができるのです。極論、名乗った段階で誰でもできてしまう仕事です。我々としましては、M&Aで失敗をしてほしくない、適切なアドバイザーと出会っていただきたい。ひいては、M&Aを通して、我が国がさらに明るい社会になっていくことを願っております。

この書籍が少しでも我が国のM&A業界の健全化を推し進め、読者の皆様の人生がより豊かになることを祈念しております。

二〇二三年三月吉日

株式会社リーディング　代表取締役 日髙雅哉

目次

第1章 調剤薬局業界の現況とは？

第3章　薬局M&A――その成功と失敗の実例

第4章　売れる薬局、買うべき薬局の条件とは

第5章 賢い薬局M&A——成功させるコツ

第6章 国の支援とM&A業界の今後

特別収録　M＆A成功者インタビュー

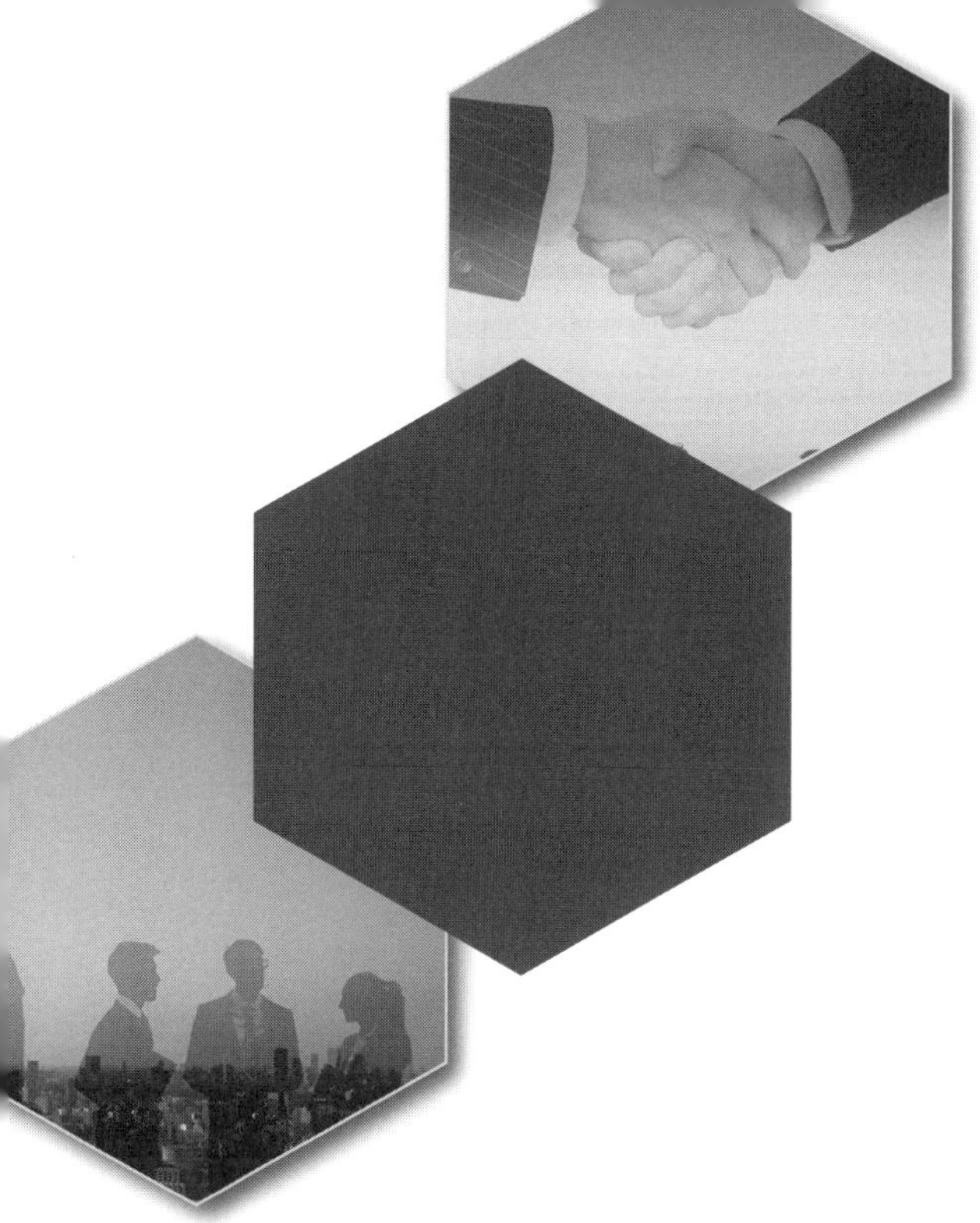

M&Aが
急増している
背景とその理由

早速ですが、皆さんはM&Aにどんなイメージをお持ちでしょうか。

本書を手に取ってくださった皆さんは少なからず興味をお持ちだったり、ご自身の今後の選択肢の中に入っているかもしれません。

ひと昔前までは一般的にM&Aというと、いわゆる「ハゲタカ」(作家・真山仁さんの経済小説)のようなイメージがあったかと思います。『ハゲタカ』は二〇〇七年にNHKでドラマ化され、俳優の大森南朋さんが外資系ファンドの敏腕ファンドマネジャーの鷲津政彦役を好演しました。鷲津は、瀕死の日本企業を次々と買収し、様々な投資手法を駆使して「買い叩く」……。外資系投資会社が専門性を駆使し、バイアウトしていく様はまるで死肉に群がる「ハゲタカ」のようだという表現もされていました。

現実社会でもダイエーなどが、同業者をいくつも買収していました。買われた会社は看板を付け替えられ、パクっと買われて「食べられた」みたいなイメージが強かった。

しかし今はどうかというと、M&Aについてのネガティブイメージが少なくなってきているのを感じます。例えば、「楽天グループ」や「日本たばこ産業(JT)」、「日本電産」などの上場企業は、M&Aによってシナジー効果が得られる企業を獲得し、事業規模を拡大させています。

世界的なM&Aの状況

海外に目を向ければ、さらに顕著です。今年に入って早々、日経新聞に「世界のM&A、最高の六八〇兆円　コロナ後にらみ再編活発」という記事がでました。世界のM&Aは二〇二一年、前年比六四%増で五兆八六八五億ドル（約六八〇兆円）となり、過去最高を更新したという報道です（二〇二二年一月六日）。

データ元の金融情報会社リフィニティブの集計データ（十二月三一日時点のデータ）によると、M&Aの件数は二五%増の六万三四二七件で、二年連続で増加しています。世界の中でも、けん引役はやはり米国で、米国の実行額は二兆七四七二億ドルで前年比九一%増。次はアジア太平洋地域で、四九%増の一兆二四一九億ドル。欧州も二九%増の一兆一一九〇億ドルとなり、コロナ禍でも拡大した様子です。

二〇二〇年は新型コロナウイルス感染症による経済的なショックがありました。業態や業界を問わず、事業の縮小や収支の悪化が見られ、市場は冷え込みました。二〇二一年にM&A市場が急拡大した要因はいくつかありますが、二〇年のコロナ禍のダメージの反動として、これまで止まっていた事業の拡大に向けて積極的な資金調達が行われたことなどが挙げられるでしょう。

さらには、世界的な金融緩和も手伝って、余剰資金がM&Aに向かったことも背景にあるようです。

では、日本はどうでしょうか。

M&Aコンサルティングファームの株式会社レコフの調査によると、二〇二一年の日本のM

&A件数は四二八〇件で、二〇二〇年に比べて一四・七%増加しました。これは、二〇一九年の四〇八八件を上回り、過去最多の記録です。同年の取引金額は一六・四兆円で二一・七%増。日本企業のM&Aは二〇一七年から増えはじめ、二〇二二年現在、実施件数は増加しています。

こうした動きは何も上場企業にとどまりません。経営者の高齢化や後継者不足を背景に、大切な事業や従業者たちをどうやって次世代経営者に継承していけばよいのか。この数年、その課題に悩む中小企業がM&Aによって活路を見いだす例が増えてきているのです。

M&Aとはそもそも、「Mergers（合併、統合）and Acquisitions（買収）」を略した用語です。企業が事業を継続、拡大あるいは新規事業の開拓にM&Aを行うことは合理的かつ効果的な方法です。

特に中小企業においては、いまやM&Aは事業承継や出口戦略における選択肢の一つとなりました。これからの日本経済の課題解決と成長にとって、有益なM&Aの実現、そしてそれを後押しする業界の体制強化は極めて重要だと考えています。

・日本のM&A、海外との大きな違いは何か

とはいえ、世界的に見れば日本のM&Aはまだまだ発展途上です。

では、どのような点が日米で違うのでしょうか。日米ではM&Aの取引件数や市場規模、歴史的背景などの差は歴然ですが、そもそも大きく異なるのは、「法的ルール」の整備状況です。

日本では、M&Aに関する法律やルールがいまだ整備されていません。それに加え、イメージ先行の感があるのは否めず、一般的にM&Aに関する経験や正しい知識が不足していると言えるでしょう。

間を取り持つ事業者も同様で、仲介アドバイザーとされる立場の人は金融機関や士業、仲介業者など、多様な業者が混在しており、統一された資格制度も未整備のままです。

一方、米国は上場会社が対象であるものの、M&Aの法的枠組みがしっかりしています。大型の案件は投資銀行が担うほか、ビジネススクールやロースクールなどの教育機関が充実していて、経営者もM&Aの理論や考え方を学べる環境が整っている。

また、日本のM&A市場がクローズな市場なのに対し、米国はオープン市場です。

日本は中国と比べても多くの違いがありますが、いずれの先進国と比べても日本のM&Aの件数は少なく、取引額もまだ小さいのです。

・「仲介」は日本独自のもの

利益相反と指摘される「仲介」というマッチングの方法も、日本独自のものです。海外では、M&Aをする際、アドバイザーは売り手または買い手のどちらかとしか契約しないことが一般的です。当然、両方に付くことは、フェアではない。

この考え方は弁護士と一緒ですね。

売り手の立場を代表して買い手との交渉にあたるなら、買い手先との契約は決してしない。売りたい方と買いたい方の間に立つなんて、「いったいどっちの味方なんだ?」と言われてしまいます。

日本のM&Aアドバイザーの立場は、不動産業に近いかもしれません。

明治五年以降、誰でも土地が所有できて売買も許されるようになり、初期の近代不動産業が始まったのですが、不動産業者の役割はすでに「仲介」と「管理」だったそうです。歴史的な背景として、仲介業は商いとしてちゃんと成り立ってきたんですね。

中小企業が多い日本のM&Aにおいては、仲介という方法はとても有効なのでしょう。

ですがそもそも、なぜ成り立つか。

我々はその視点が特に重要だと思っているのですが、双方ともに自分の利益や条件ばかり主張していたら、決まるものも決まりません。仲介の担当者、つまり利害の調整役が入ることで、結果的に無駄な時間を浪費しないというメリットがあるわけです。

「買い手さんにも無理を聞いてもらったのですから、売り手さんもここは少し配慮しましょう」という間をとりもった交渉ができる。

案件の当事者には、「数字じゃない」「お金だけじゃない」という方たちや、経営者の考えや立ち居振る舞いで決める方たちもいます。間を取り持つアドバイザーの役割はまさにお見合い仲介人で、日本人の気質に合っているのではないでしょうか。

売り手、買い手、仲介のアドバイザーの三者が同じ方向に向かうことで合意する。そういった気質や商習慣がベースにあるがために、たくさんの仲介会社がこれだけ活躍できているのではないでしょうか。

・なぜ、調剤薬局に注目するのか

本書では、M&Aの現状や手順などについてお話をしていきますが、その中心業界は調剤薬局（正式には保険薬局、本書では調剤薬局に統一）になります。これは、雑誌などで特集が組まれるほど調剤薬局業界でのM&Aが加速したことに加え、大手企業の占有率が低いため、その案件もスモールM&Aが多く、店舗や中小企業の事業承継の参考になると考えたためです。

時代の移り変わりが激しい現在、厳しい現状は他の業種・業界でも見られるとは思いますが、同業界は特に政策や規制に縛られ、今後も厳しい状況が見えています。

本書のテーマに興味をもってくださった方の多くが、薬局オーナー、薬剤師、医薬品卸などの業界関係者かもしれません。今後も増えるであろう薬局M&Aで、ご自身や関係者が失敗しないために、本書が少しでもお役に立てれば幸甚です。

業界とはあまり縁のない方でも、皆さんの生活に密着しているがあまり知られていない薬局業界の事例を通して、日本経済の現状とM&Aの役割、そして実際に行う際の注意点などを知っていただければと願っています。

そして、ここが一番強く思っていることなのですが、日本の中小企業が育ててきた「人・技術・経営資源」の継承が正しく行われるように、ぜひM&A業界の法整備をしっかりしていただきたいと思っています。

さて実際の薬局のM&Aではこれまで、大手が中小の薬局を吸収・統合した場合に買収した会社の名前に変えてしまうケースが多く見られました。しかし最近では、患者さんに受け入れられてきた薬局の良さを残すために、店舗名を残したりするところが多くなりました。さらに、そこで使われてきたシステムや貴重な人材を、そのまま継続雇用するというやり方が主流になってきています。

調剤薬局業界においても、M&Aはかつてのようなネガティブなイメージがなくなりつつある。これは、少子高齢化、過疎化した地域の医療を残すためにも、M&Aという選択は医療活動を続けていくための手立てとして必要だと実感されているからでしょう。

なお、本書では調剤薬局業界の現状などを踏まえるため、業界関係者にとっては周知の基本的なことだったり、各政策や施策などを補足として紹介しますが、これは一般の方が読んでも理解いただけるようにという意図によるものです。また、各種名称や数字、政策・施策などはいずれも執筆した時点のものになります。最新情報は各省庁や公的機関などの資料で、必ず確認するようにしてください。

では改めて、世界一、長寿企業が多いと言われる日本経済の現状について見ていきましょう。

■年齢別人口と国民医療費・薬局調剤医療費の推移

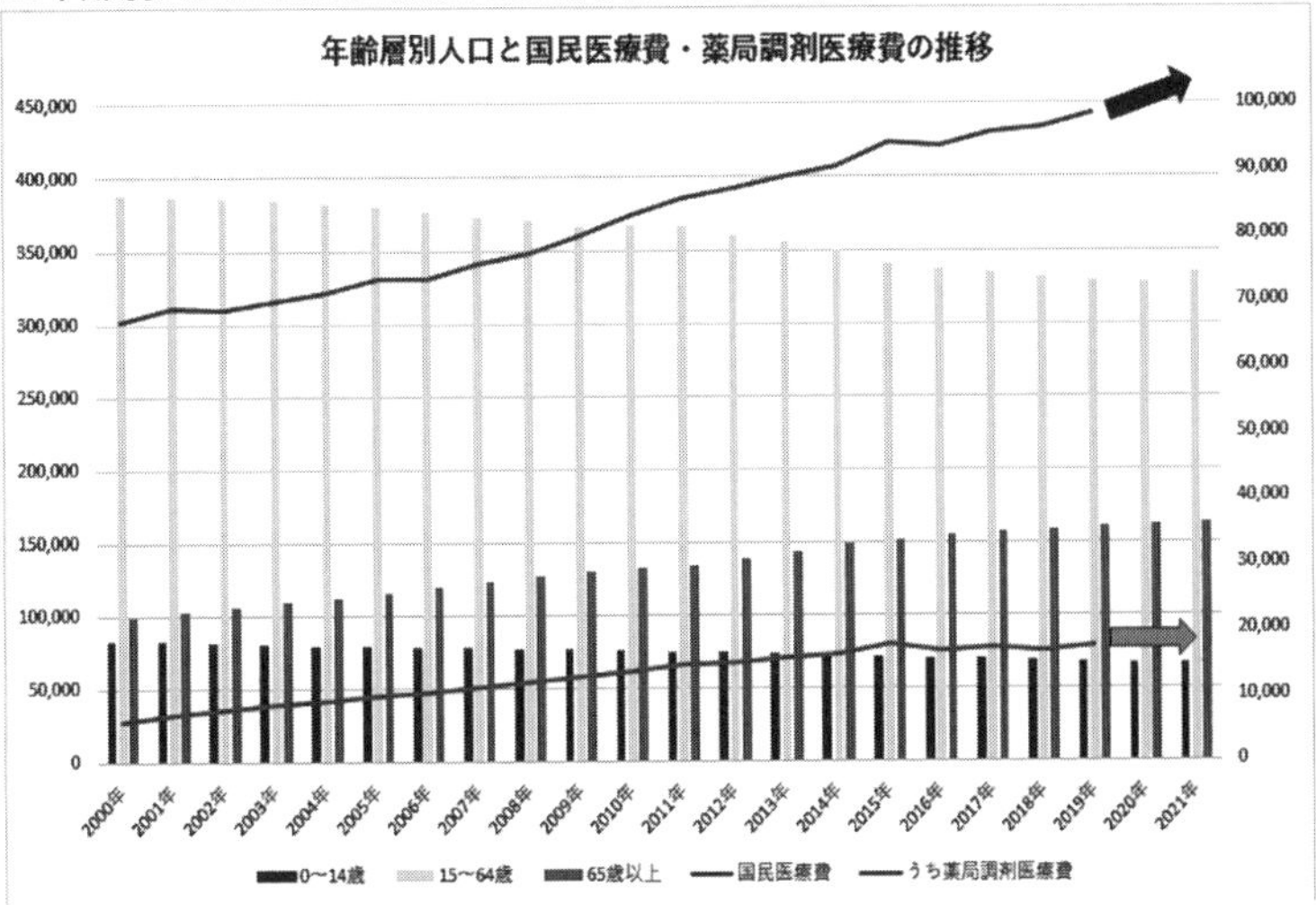

総務省『人口推計の結果の概要2021年（令和３年）10月１日現在』および厚生労働省『（令和元（2019）年度 国民医療費の概況』を基に筆者作成

我が国の人口減少・後継者問題

・「人口減少国 日本」に起きている変化

ご存じの通り、日本の人口は減り続けています。総務省の『人口推計の結果の概要』および厚生労働省『国民医療費の概況』を基に筆者が作成した図表を見ると、顕著なのは〇歳から十四歳の子供たちの人口減少です。子供が減っているということは、**日本の人口減少の加速が約束されてい**ることに他なりませんから、大きな問題です。

さらに十五～六五歳までの、いわゆる「生産人口」も減っている一方で、長寿社会の現れとして六五歳以上の高齢人口が増加しています。そのため、通院や入院などで医療機関にかかる高齢者が多くなり、国民医療費も右肩上がりです。薬局調剤医療費については、様々な施策の影響もあって、横ばいでの推移です。

つまり、**人口が減るといっても、医療と薬が必要な国民が急激に減るわけではない**。高齢化によって医療ニーズが増えるのであれば、調剤薬局のマーケット自体が縮小するわけではないと考えられます。それではなぜ、業界関係者が将来の展望を憂いているのでしょうか。

・薬局を「家業」にできない理由

日本には「家業を代々受け継ぐ」文化や価値観がありました。しかし時代が変わり、核家族化や働き方の変化など、仕事に対する価値観も大きく様変わりしています。もはや子が親の跡を継ぎ、家業を続ける時代ではなくなってきている。

こうした変化は、日本を支える第一次産業にも表れています。例えば長い間、増産や減反だの政策に振り回されてきた農業の後継者不足も深刻です。先が見えない不安を抱える農業を、家業として子供に継がせようとする親が減り、第三者に事業を承継させる動きも進んでいます。

日経BPコンサルティングの「周年事業ラボ」の調べによると、創業から一〇〇年、二〇〇年と続く老舗企業数ランキングにおいて日本は世界一を誇るそうです。一〇〇年間続く企業の業種で一位は製造業、二位が小売業、三位が卸業となっています。

本来、薬局は薬を扱う「小売業」ですから、長きにわたり受け継がれてもよさそうなのですが、

■創業100年以上の企業数と世界に占める割合

順位	国	企業数	世界の創業100年以上の企業総数に占める比率
1位	日本	33,076	41.3％
2位	米国	19,497	24.4％
3位	スウェーデン	13,997	17.5％
4位	ドイツ	4,947	6.2％
5位	英国	1,861	2.3％

■創業200年以上の企業数と世界に占める割合

順位	国	企業数	世界の創業200年以上の企業総数に占める比率
1位	日本	1,340	65.0％
2位	米国	239	11.6％
3位	ドイツ	201	9.8％
4位	英国	83	4.0％
5位	ロシア	41	2.0％

出典：日経BPコンサルティング・周年事業ラボ調べ
https://consult.nikkeibp.co.jp/shunenjigyo-labo/survey_data/I1-03/

実際にはなかなか厳しい現実があります。それは小売業といいながら、常に政策によって規制されてきた「保険調剤薬局」という特殊性によるものだと考えています。

調剤薬局のM&Aは、五年くらい前から増加傾向にありました。意外なことに、その理由の一つに、薬局経営者である「親の意向」があるのです。

もちろん子供が「薬剤師になりたくない」「家業とは違う道に進みたい」と言えば、薬局は続けられません。しかし、それにもまして、実は子供を薬剤師にしたがらない親が多いのです。薬剤師をされている方の八～九割はそういう傾向があると感じています。意外でしょうか。

その主な理由には、「薬剤師の平均年収が高くはない」ということがあります。

そもそも薬剤師になるには、国家資格を取らなくてはなりません。大学に進学するために予備校や塾に通って、進学したのち薬学部で六年間学び、国家資格を取って無事に薬剤師になれたとしても、平均年収は五〇〇万円程度だと言われています。

薬学部の学費は年間で約二〇〇万円ですから、大学卒業までには少なくとも一二〇〇万円の資金が必要になります。在学中に一人暮らしなどさせようものなら、親の負担も相当です。

医者になるのであれば、ある意味特権階級ですから、病院経営などで将来の金銭的な価値を見出せるでしょう。しかし同じ国家資格でも、薬剤師は家業の薬局を継がせるにしても、苦労するのは目に見えている。

薬剤師を志す若者の中には、もともと調剤業務に興味をもって進学する職人肌タイプの方が一定数いることも事実です。そうしたやる気のある若者が、薬局を受け継いでくれるとよいのですが、調剤業務から外れた「会社の経営」という点では荷が重い。

せっかく薬剤師の免許を取ったとしても、「薬局の経営はしたくない。自分は病院勤めの薬剤師になって、調剤だけやっていたい」というケースもある。さらに、調剤とは関係のない会社員のほうがよいと、一般企業を選択する人たちも少なくないのです。

・サラリーマン志向と独立志向

親の苦労を見てきたという理由もあるかもしれません。安定を求めて大企業で働くことを希望する若い人たちも多い。中小零細企業と大企業では、仕事のスケール感がまったく違います。ビジネスを通して企業や社会に大きなインパクトを与えられるのは、大企業ならではのスケールメリットでしょう。

一方、中小企業を経営すること、あるいは起業することは自らの責任でリスクを取って事業を行う「経営そのもの」が醍醐味です。その反面、資金の調達や返済、雇用の重責を考えれば、いくら跡継ぎと言われても経営者になりたがらない人が多くて当然かもしれません。病院勤めなどで安定した生活を送れれば問題ない、と考えるのも自然なことです。

そんななか、薬剤師として独立し、自分で調剤薬局を経営したいという若い世代が最近増えてきました。彼らは、あまりにも薬剤師・薬局業界の先行きが暗すぎて「自力で何とかしないと食べていけなくなる」という危機意識を持った独立志向の人たちです。

他にも「このまま病院や会社に使われたままでは未来が見えない」という理由から、自分で薬局を立ち上げたいという若い薬剤師も増えてきています。

どちらが正しくて、どちらがダメだということではありません。ただ、せっかく苦労して薬剤師となったのですから、各種「認定・専門薬剤師」など資格を取得したり、独立したときのために経営の勉強をしたり、対物から対人へと業務シフトが求められている波のなかでコミュニケーション力を上げる努力をするなど、自分の将来を考えて少しずつでも行動することが大切なのではないかなと思います。

若い方をサポートするためにも、事業承継や地域の医療維持に役立てるように、我々はアドバイザーとしてM&A業界の体制の健全化を目指していきます。

・商いとしての薬局運営

詳しくは後の章でお話しますが、調剤薬局の背景もざっくり見てみましょう。

医薬分業はその名の通り、医療の専門家である医師が診察・薬を処方し、薬の専門家である薬剤師がその処方箋のもと医療用医薬品を調剤して、患者さんに服薬指導をしてお渡しするシステムです。患者さんが受診した病院やクリニックで薬を受けとる方法を「院内処方」といい、受診した医療機関で出された処方箋をもって、調剤薬局で薬を受け取ることを「院外処方」といいます。

院外処方は一九五六（昭和三一）年から導入されました。当時はまだまだ院内処方が多かったのですが、いまでは市場の七割が院外処方と言われています。そこには経営面から見たメリットがあるからに他なりません。病院・クリニック側にとっては、院外処方であれば患者さんから処方料を高くいただけるうえ、薬剤師の人件費もなく、薬の管理の手間も費用も必要ありません。

処方箋をもって薬局で薬を購入した場合、領収書と一緒に調剤明細書などが渡されます。その内容を皆さんは確認しますか？　そこには薬価以外にも様々な項目が点数とともに記載されています。それぞれに厚生労働省に基づいた「調剤報酬点数」が一点一〇円で加算されています。

この点数は二年に一度、調剤報酬改定が行われて見直されます。点数の増減はそのまま収入に直結します。これまで改定のたびに見直され、調剤薬局業界の経営に影響を与えてきました。

先の人口変動でもお話ししましたが、日本は深刻な高齢化社会がやってきます。来る高齢化社会に伴い、増え続ける医療費を何とかして抑えたい政府としては、社会保障費が増大する医療費の削減が喫緊の課題です。特にコロナ禍で経済も弱まり、給付金などの支出も増え、財源が厳しいなか、国の借金は膨れ続けています。高レベルの医療提供の継続と社会保障費の削減。その相反する課題解決を、薬局業界も担うことが求められているのです。

つまり、薬剤師・薬局は小売業であるにもかかわらず、規制のもと自由闊達に商えず、家業として存続させることが難しい業種となってしまったと言えるでしょう。

M&Aは売り手市場か？

M&Aの具体的なフローについては第二章に詳細しますが、ここでは簡単に概要となぜ調剤薬局業界で盛んに行われているのか、その背景を紹介します。

・一対一〇の法則

売り手と買い手がいるM&A市場ですが、これまでは売り手市場でした。売り手一社に対して、一〇社ほどの買い手が付く「一対一〇」の法則が通用したのです。結婚に例えるなら、一人に対して求婚者が十人いるような状態。

そのような時代は、買い手に対し、売り手側の条件や希望を強気に提示できました。しかし、それは何年も前の話です。二〇一七年から拡大してきたM&A市場は、ようやく落ち着きを見せはじめています。

同時にないに等しかった「買い取り相場」ができあがってきました。

企業を買いたいという言う人を一〇社ぐらい探してくることはできたとしても、どれくらいの値を付けてくれるのか、大体の相場感ができてきました。売り手が強気の相場を作ってきた時代も終わりが近づいてきているように思えます。

・アドバイザーに課された任務

M&Aというのは、購入金額一億円で買いたいという買い手を百人連れて来ようが、「一・一億円出しましょう」という買い手が一人現れたら、それで勝負あり。一・一億円で買う人が勝つことになるわけですから、強い買い手＝ストロングバイヤーを見つけることがM&Aを成功に導く鍵になります。基本的には、それが私たち仲介業者、アドバイザーに課された任務ということになります。

前述したように、五年ほど前までは買い手がたくさんいましたから、売り物を探すゲームのようになっていました。売り手さえ探せば、マッチングなどはすぐにできる状況だったわけです。

例えば仲介業者によっては、「この店舗は新宿にあってプレミアム感が高い。新宿のお店がご希望でしたよね。立地条件はばっちりです」などと言って、本来の価格が一億円相当なのにもかかわらず、買い手に一・五億円にして売ってしまう。業者が好き勝手な値段を付けて交渉するなどが、まかり通っていたのです。

この不透明感が、M&Aが日本では敬遠されてきた理由の一つかもしれません。ですが、今では取引価格の目安、相場を測る方法ができています。健全なM&Aの仕組み定着を目指す業界の人たち、そして日本の経営者たちもM&Aに慣れてきたからでしょう。もう「一点ものですよ」と言われて騙されるような買い手も減ってきた。それは今後のM&Aにとって良い傾向です。

もちろん、「買い手が考える相場」と「売り手が考える相場」にはどうしても差が生まれます。

売り手側が相場は高くあってほしいと願うのも、買い手側が少しでも安く買いたいと思うのも当然です。

アドバイザーは売り手から相談を受けたとき、その企業・店舗に対して「強い気持ちで買いたい」と思う相手先をいかに見つけられるか。売り手と買い手の間に入る我々としては、売り手が苦労を重ねながら育ててきた会社を、買い手が正当に、高く評価してくれるように努力します。

売り手、買い手の良縁探しは、仲介業者の実力の見せどころなんです。

・企業価値の評価（バリュエーション）

では、相場観はどうすればわかるのでしょうか。企業価値を測る方法にはいくつか種類があります。

・コストアプローチ：純資産価値にもとづいて算出する方法
・インカムアプローチ：譲渡企業の収益力にもとづき算出する方法
・マーケットアプローチ：株式市場の取引価格にもとづき算出する方法

証券取引所に上場している企業であれば、インカムアプローチとマーケットアプローチの双方から算出されることが多いですが、中小企業の場合で一般的に多いのは、コストアプローチでし

■バリュエーション（企業価値の評価）

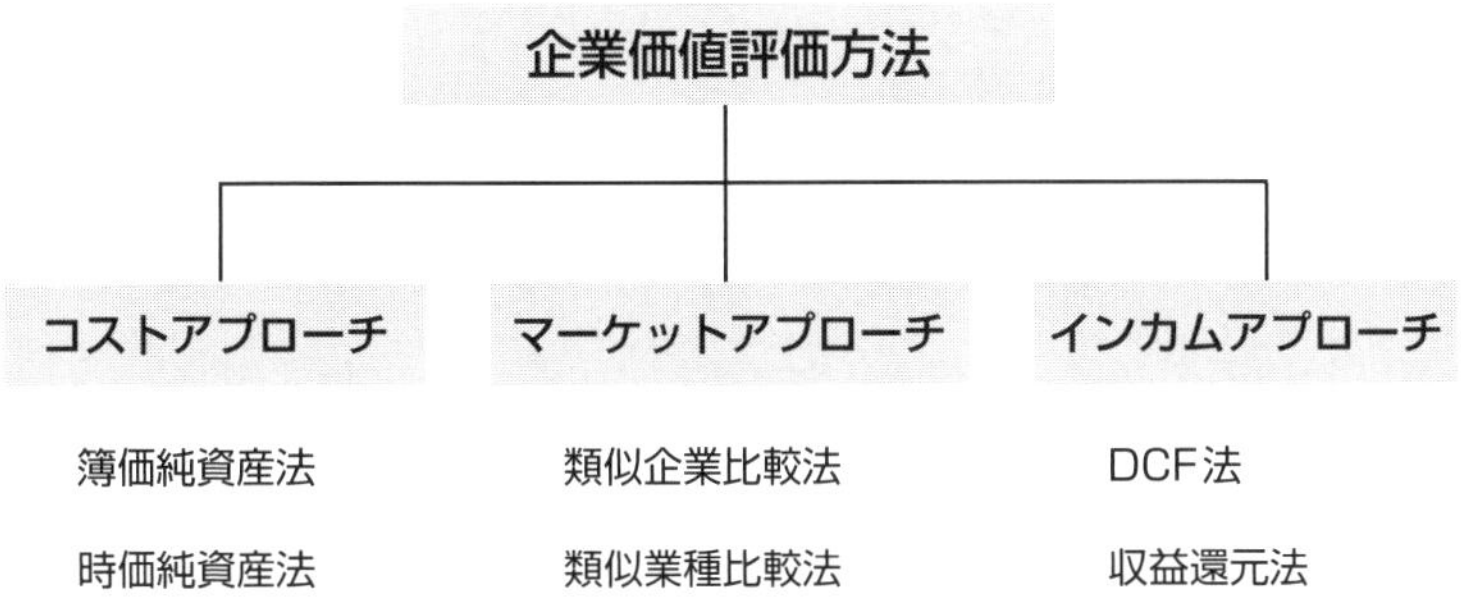

ょう。具体的には、時価純資産額に、実質営業利益の何年分かを加えて算出する方法です。

時価純資産額＋実質営業利益×□年分　＝　M&Aにおける企業価値

純資産総額は、その会社の所有資産の時価総額から、その時点の負債総額を差し引いた額を言います。純資産総額は金額の見通しがつきやすい反面、今後の伸びしろや「将来性」が見えにくい。そこで、これまで企業が生み出してきた利益をベースにした実質営業利益を見積もって、その何年か分を掛けることで計算されたのが「営業権」です。営業権は別名「のれん代」とも呼ばれます。

実質営業利益の何年分とするかは、売り手の会社に対する期待値、事業規模の大中小によっても異なります　現状では三年以上というのが一つの目安になっています。

狙われた調剤薬局業界

大きな病院の周辺に数多く立ち並ぶ薬局。その多さ、その光景を奇異に感じる人も多いかもしれません。実は調剤薬局は、今や全国で六万店舗以上。コンビニエンスストアよりも多い店舗数なんです。

調剤薬局が増えた背景には、先にお伝えした医薬分業、院外処方の流れがあります。ちなみに、厚生労働省が毎年発表している国民医療費の概要では、薬局業界の市場規模は七・八兆円程度。その規模の業界を抑えつけたとしても、それほど大幅な医療費の削減には結びつかないように思えますよね。むしろ、国民医療費を押し上げる他の要因を探り当てた方が、よっぽど効果があるように思えるのですが……。

・調剤薬局M&Aマーケットの形成

では、調剤薬局の買い手は誰でしょうか。

医療関係、つまり病院やクリニックの場合、内科なら内科、整形外科なら整形外科が売り手であり、買い手になります。たとえ内科クリニックが売りに出ていたとしても、それを皮膚科や小児科、メンタルヘルスの開業医が買うことは、ほぼありません。

こうした傾向は、専門分野がはっきりしているIT企業同士のM&Aでも見てとれます。IT

業界などもM＆Aが活発ですが、もちろん専門が多岐にわたり、プログラミングやデザイン、アプリ等々、それぞれ得意分野があります。買う可能性のある人に紹介してみたら、「いや、ウチはそんなのいらないよ。アプリとかやるつもりないし」などと言われてしまう。

その点、調剤業界は、業務の特徴からM＆Aと親和性が高い。何しろ薬局は、薬局です。専門分化が進んでいるわけではありません。小児科だろうが皮膚科だろうが、医師が出す処方箋で調剤できるので、薬局は薬局を買えるんですね。

二〇二二年現在、薬局業界の上場企業は一七社です。株式会社アインホールディングスや日本調剤株式会社などがよく知られていますが、大手十社のマーケットシェアでも二割弱ととても低い。それだけ小規模経営が多くを占めています。

企業である以上、利益を追求しなければ存続はできません。特に上場企業は株主に対して投資に見合う成長と利益をもたらすのが至上命題。ですが大手企業の彼らは、もうこれ以上、薬局マーケットの成長は見込めないと考えている。となると、業界にM＆Aを仕掛けてシェアを拡大するしかありません。

また多くの小規模事業者も、規制緩和や薬価の段階的引き下げ、ドラッグストアの台頭などで経営存続は厳しい。それに後継者問題もある。そこで大手チェーンへ売却することで、店舗としての生き残りを目指します。

買い手と売り手が、明確に存在していることが分かりますよね。

・M&Aの仲介しやすさが狙われる

すでに箱物はある。システムも即戦力の人材もいる。オーナが変わっても現場作業は変わらない。ならば、希望すればいつでも買い手は見つかるのでしょうか。

そんな簡単なはずはありませんよね。

調剤薬局は一にも二にも「立地」勝負のビジネスモデルです。医療機関の前であったり、横であったり、処方箋が集まりやすい立地で、すでに売上げが立っているなら買い手は現れます。極端なことを言えば「エリアはどこ」「売り上げはこれくらい」という情報だけでも薬局のM&Aの場合は買えてしまう。これまで買い手に困らなかった理由は、そういう特徴にもあり、だからこそ薬局業界が狙われてきたのです。

また地方では都市計画などで広い開発用地に大きな病院を誘致して、その周りにレストランや大型店が出店するにぎやかな街の形成が行われたりします。それまで以上に人が集まるようになれは、買収時に薬局と一緒に手に入れた土地の地価が上がる可能性もあるわけです。

では、立地に恵まれてはいない薬局は閉じるしか道はないのでしょうか。売却を決断されるまで、そして実際にM&Aを進めることも時間がかかります。まずは「薬局の価値」を上げるための努力をしましょう。現実としてM&Aを選択しなくても、薬局の価値を上げることは患者さんのためにもなるのですから。価値向上については、第四章でお伝えします。

他業種から薬局売買をした企業のなかには、薬局の売り上げで上場した会社もあります。その

■薬局の立地及び開局規模に関する現状

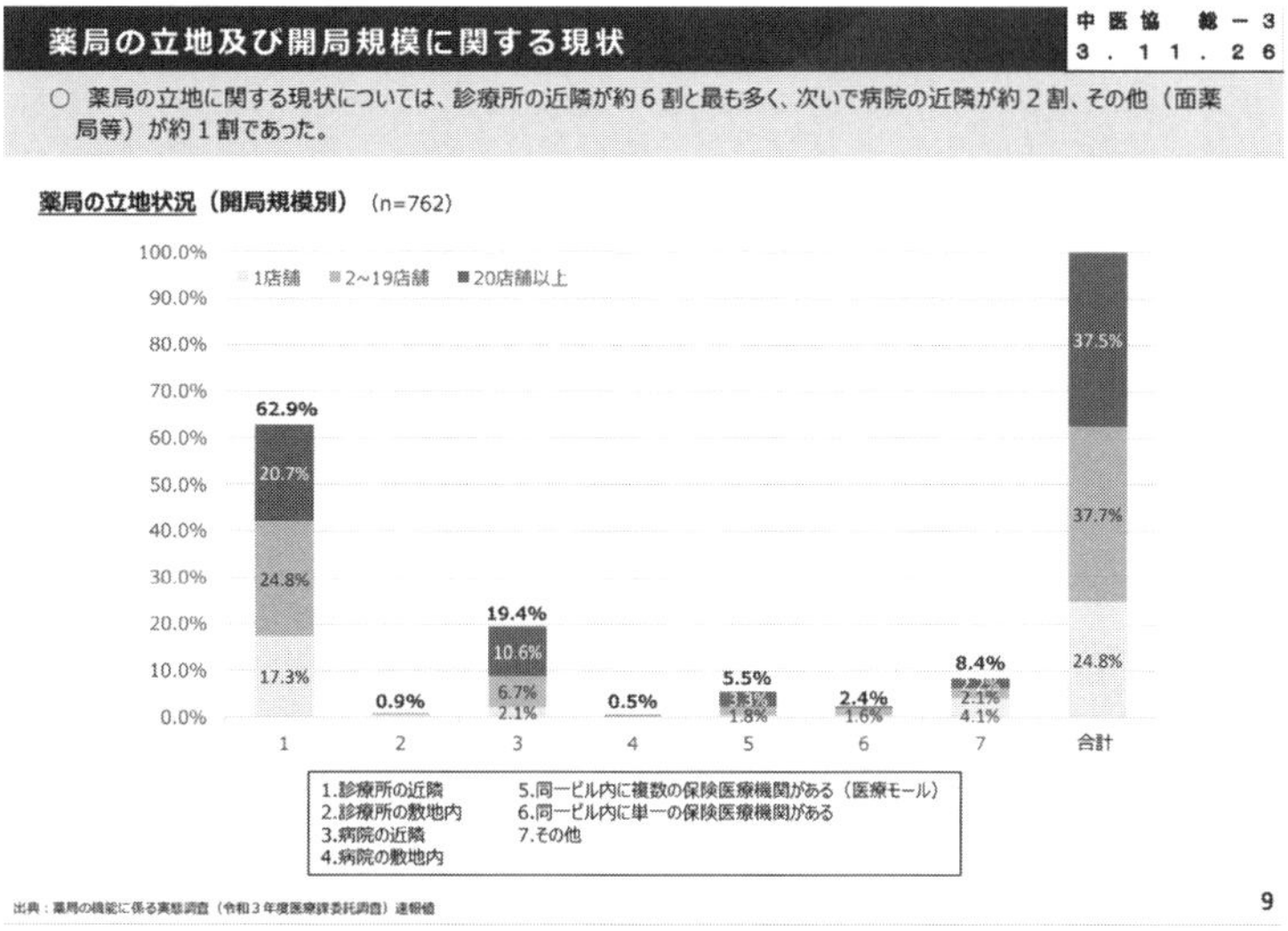

出典：『令和４年６月23日第７回薬局薬剤師の業務及び薬局の機能に関するワーキンググループ　薬局薬剤師に関する基礎資料（概要）』より
https://www.mhlw.go.jp/content/11121000/000955074.pdf

企業は飲食やＩＴ、アパレル、小売業と多岐にわたり運営しているのですが、全体の売り上げの約六割を薬局が稼いでいます。それほど薬局Ｍ＆Ａの売り上げは魅力的で、狙いどころなのです。

でも、その分、Ｍ＆Ａで好き勝手にされてしまった面も否めません。薬局を経営する薬剤師は元来、職人気質で実直な方が多い。そのうえ慣れない売却で、仲介業者の言うがまま進めてしまったという話があまりにも多いのです。

「関係者の方に動揺や心配を与えないように、情報が漏れないようにした方がよいですよ」などと耳打ちされて、「そうだよな……」と情報が少ないなかでＭ＆Ａに乗ってしまう。

これは「薬局業界あるある」と言えるのですが、情報漏洩を極端に嫌う傾向があるんです。薬局の売却を処方元のドクターや取引先、薬の卸会社などに知られないようにというのがその理由です。コソコソっとやっているから、Ｍ＆Ａの手続きなどで不安や疑問があっても、相談相手が他にいないため、言われるがままになるわけです。

ここ数年はそうしたケースが大変多かったのです。

・誰も彼もがＭ＆Ａに参入

薬局業界のＭ＆Ａにうま味があると分かると、人材紹介会社が参入するようになりました。でも、目を付けたのは薬剤師を紹介する人材紹介会社だけではありません。調剤薬局は、立地勝負のビジネスモデル。そう、不動産業者なども参入してきました。もはや、猫も杓子も状態です。

薬局業界のことだけではない。M＆Aがどういうものかを分かっていない業者によるトラブルもたくさん起きています。そして最近になり、やっと過熱も収まって価格が落ち着いてきました。買い手がシビアになったことや政策に揺れる業界全体の先行きが不透明なため、これまでなら営業権が五年分で買われたものが、四年、三年しかつかなくなる。やがて、二年しかつかなくなるという事態もやって来るでしょう。それはもう予想できることです。

付加される営業権が短くなるということは、売却額に影響します。そうなると経営者たちは「少しでも早く売ってしまわなければ」ということになる。これから株価が下がることが見えている株式を持っているようなものですから、値が付くうちに売ってしまおうと考えるのは当然です。

言い換えれば、薬局M＆Aの過熱はここ数年の間のことだったと思います。

・M＆Aが盛んになるのはどんな業界か

企業が盛んに売り買いされる業界には、「マーケットが衰退期に入っている」という特徴があります。成長期から成熟期で拡大したマーケットや業界には、多くの会社や新規事情が参入します。やがてピークを過ぎて飽和状態になるとマーケットの限界が見えてきて衰退期に入る。しかし、ニーズとビジネスモデルは手堅く残っている。その残ったマーケットのシェアを争う会社同士によって、合併や売買、M＆Aが盛んになるという構図です。

そうした業界の変化にあわせて強さを示すのが、ストロングバイヤーです。ちなみに調剤薬局業界では大手十社合わせてもまだ二〇％にも満たない現状ですが、今後はこの数字も変わってくるでしょう。

業界の中でシェアの拡大戦略に乗り出そうとする会社がいくつもあるようなマーケットが、これからM＆Aが盛んになっていくだろうと我々は見ています。

例えばビルメンテナンス。この業界も注目されています。ビルの管理会社などから一度メンテナンス契約を取ってしまえば、その契約からは外されにくいという特徴があります。こうしたビジネスモデルの手堅さから、買いたいという方も多い。某大手仲介も同業界のM＆Aには力を入れているようです。

あとは、ＩＴ業界。ＩＴ技術の進歩に伴い、資本提携や企業買収により新しい技術を獲得することや、先鋭的な機能を拡充することで、業容を拡大するという事例が多く見受けられます。また、ソフトウエアの会社が経営基盤の構築を目的としてハードウエアの会社を買収するケースが増えています。

その他、物流業界では、その事業構造上、労働集約型であることから、中小零細企業の業務量には限界があります。一方で、全国に物流網を展開している大手の物流会社は、規模の優位性があるため企業買収などを通して、シェア拡大に邁進していることが多くみられます。

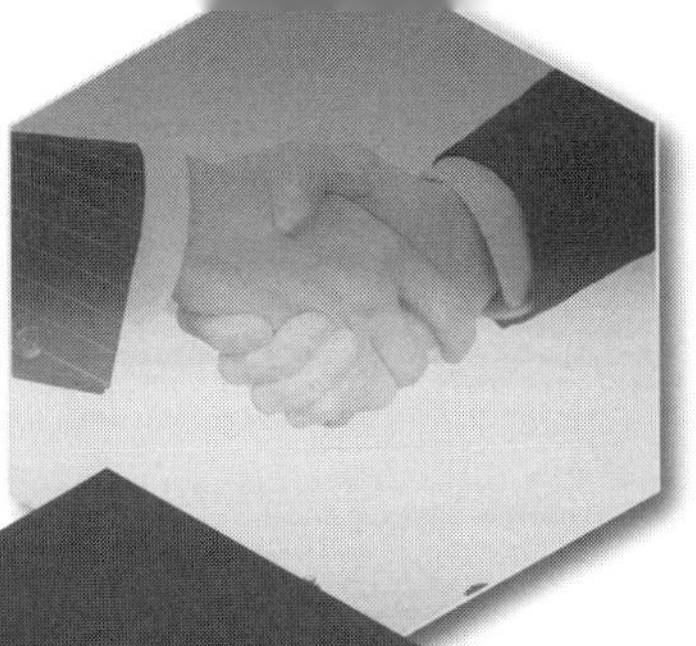

1

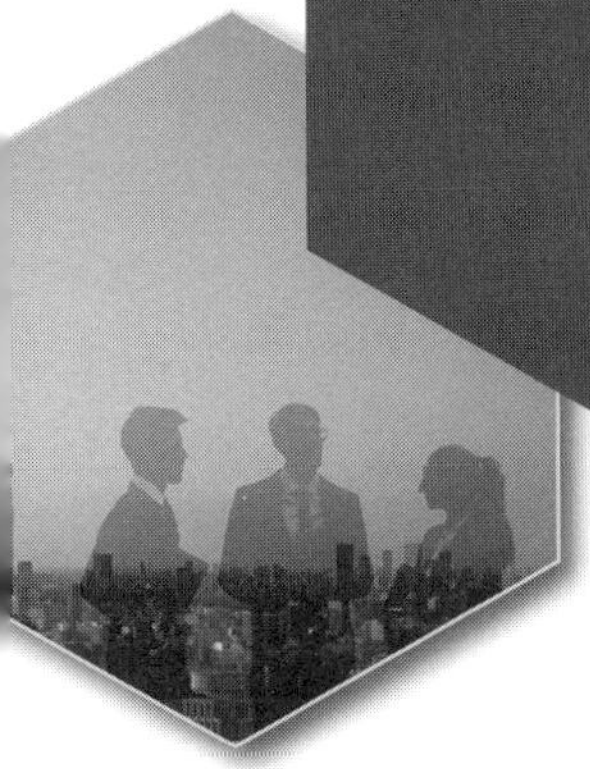

調剤薬局業界の現況とは？

政策によって誕生し、翻弄されてきた調剤薬局

序章でも少しお話ししましたが、調剤薬局の現状をもう少し掘り下げてみましょう。基本的なことになるので関係者の方は飛ばしていただいても問題ありません。

・調剤薬局の成長

日本で「医師法、歯科医師法及び薬事法の一部を改正する法律」制定（医薬分業法）が成立されたのは一九五一（昭和二六）年。日本医師会の反対などもあり、実施されるのは一九五六年からとなったのですが、その後も院外処方は遅々として進みませんでした。

この状況が大きく変化したのが一九七四年の診療報酬改定です。このとき処方箋料が引き上げられました。「医薬分業」を診療報酬上の変更で推進することが決められたこの年は「医薬分業元年」と評され、薬局にとって医薬分業の節目になった年でした。

なぜ、そこまで分業を進めるのか。当時、医師による大量の薬の処方が「薬漬け医療」を生み出し、医療費を増大させる原因とされていました。医療現場から薬を分離することで薬剤消費、ひいては医療費を削減しようとしたのです。が、一九八六（昭和六一）年ごろの院外処方箋はまだ九・七％。その後、何度かの医療法や薬事法（現 薬機法）の改正を経て、急激に増えだしたのは薬局のチェーン展開が増えはじめた一九九〇年以降です。二〇二一（令和三）年の時点で、院

外処方は七五・三％になりました。

院外処方箋を受付けて薬を出す調剤薬局は、この三五年で急激に増えたわけです。

・医療と薬剤業界

病院も薬局も、専門性を発揮して患者さんの医療に尽くすことが健康保険法によって定められています。人の命にかかわる専門分野ですから、独立性が求められます。近年、病院の敷地内に薬局が出せるようにはなりましたが、本来は病院の建物内はもとより、通路で直接つながっているような構造では許可が下りません。

経営における「人、モノ、カネ」が病院と薬局できちんと分離されていなければならない。例えば、病院の広告費を薬局が払っていたり、ドクターの奥さんが薬局で薬剤師をしていたり、共通の役員がいる、というのも問題になります。

「この薬を処方箋に書いてくれたら売上げをキックバックします」なんていうのは論外。病院も薬局も、プレゼントやクーポン券など経済的利益を与える行為は禁止です。

また、「特定の保険薬局への誘導」なども禁止されています。病院の受付の人などが「あの薬局が良いですよ」などと特定の薬局をすすめることは、基本的には禁止です。

こうしたルールは保険診療や薬局・薬剤師の重要法令のひとつ「療養担当規則」に定められています。

それでも医師と薬剤師は患者さんの病気治療を担う専門家同士です。今後はさらなる連携が求められていきます。

・医療の思惑に翻弄される調剤薬局

政策によって生み出された調剤薬局業界は、二〇二一年三月末時点で、約六万店舗弱まで拡大しました。すると一転して薬局が多すぎると指摘されるようになりました。社会保障費を下げたいという政府はもちろんのこと、医師会までもが「多すぎる」と口をそろえている。国民医療費に占める調剤薬剤費の割合は、増えるどころか、相対的にはむしろ減っているのに、です。

なにせ逆風がすごい。

調剤業界の方に話を聞く機会は多いですが、「この業界は先々明るいよね」という人はほとんどいないと思います。

要因はいくつかありますが、その一つが二年に一度の「調剤報酬改定」です。

調剤報酬は、薬剤師が持つ知識や技術への対価、薬局の収入そのものである「調剤技術料」と「薬学管理料」に、薬の価格「薬剤料」と「特定保健医療材料料」によって構成されています（本書で記すのは二〇二二年十月時点の名称です）。その中でもさらに細分化されています。

調剤明細書などに書かれてある点数が調剤報酬点数です。例えば、調剤技術料の区分で調剤基本料があります。基本料というだけあって、どの薬局も全国一律で点数は同じかと思いきや、

調剤報酬点数		
	調剤技術料	専門知識に基づき行われるサービスや技術の点数。「調剤基本料」「調剤調製料」「各種加算料に分けられる。
	薬学管理料	薬の安全・効果的な服用を提供するための管理や指導に対する点数。「調剤管理料」「服薬管理指導料」に分けられる。
	薬剤料	薬の価格。
	特定保健医療材料料	インスリンや輸液などの特定の医療材料の点数。

そうではありません。「調剤基本料」は、薬局の規模や立地、タイプによって異なります。個人経営の小さな薬局は基本料1に区分され、四二点。病院やクリニック近隣にある門前薬局は基本料2となり二六点、など配分が異なるのです。ですが、これも数年後にはまた引き下げられるでしょう。

見直しのたびに変更されてきたこの調剤報酬点数。これからも調剤薬局の経営に大きな影響を与えることは間違いありません。

・点数の違いが患者さんの支払いに影響

同じ処方箋でも薬局によって患者さんが支払う金額も微妙に違ってきます。

もちろん「薬価」は同じです。ですが、その薬局がジェネリックの切り替えを一定以上、実施していたり、地域連携を積極的に進めていたりなど、適用される基準によってプラスアルファされる点数が違ってくるためです。

大手のような薬局では、グループ全体で一カ月に処方箋四〇万枚分の薬を出している、または、グループ全体で四万枚の処方箋を受付けている薬局は点数が低くされているので、患者さんの支払金額は逆に安かったりします。

テレビ番組などで、大学病院の隣、あるいは目の前にある薬局で薬を出してもらうほうが安いという解説があったりしますが、その通りです。

消費者からすれば、大手でかつ、大病院の前で処方箋を大量に受けている薬局が安いのです。それは、財務省はトータルの売り上げが維持できるように配慮している。処方箋の集中率の高さ、薬局の規模、適用される基準などで、調整をしているということなんです。

・方針の切り替え

「お薬手帳を作りましょうか？」とか「ジェネリックに変えましょうか？」など、薬局はこれまでも厚生労働省の方針に従って業務を行ってきました。

ジェネリックは新薬と比べて安価なので売上げは減るのですが、後発薬に変える割合が一定以上になると、「後発体制加算」といって薬局の利益が増えるように配慮されています。これは、後発薬をすすめることで国民医療費の削減に貢献しているからというのが理由です。

しかし、お薬手帳による管理やジェネリックへの切り替えだけでは、莫大な医療費を抑えるための十分な効果が得られるはずもありません。そこで医療機関の至近に立地することで、そこからの処方箋が多く集まってくる門前薬局を問題視するようになりました。

門前薬局は、病院やクリニックからの処方箋の薬に特化すれば在庫管理も仕入れ効率も上がります。サービスよりも立地で稼ぐという構図が明白なため、同一医療機関からの処方箋の割合（集中率）が高い薬局は調剤基本料が下げられるようになったのです。

さらに二〇二二年の調剤報酬改定では、これまで一法人の店舗数とは無関係だった調剤基本料が改定されました。衝撃を受けたのは三〇〇店舗以上の大手チェーンです。

これまでは大手、中小にかかわらず処方箋の集中率が低く、地域のために貢献しているような薬局は調剤基本料が「１」になり、保険点数が多く配分されていました。しかし、今回の改定で三〇〇店舗以上ある大手企業はいくら頑張っても調剤基本料「１」にはならない。一律に点数が切られてしまったのです。

それに加えて、大手のダメージを大きくするのは「地域支援体制加算」との兼ね合いです。地域体制加算の有無は、調剤基本料に絡んできます。

つまり、調剤基本料「１」の薬局であれば、頑張れば地域体制加算で三九点がもらえるのですが、調剤基本料「１」以外の薬局は頑張っても一七点しかもらえません。

これらの項目は薬局規模の大小にかかわらず収益に影響してきます。

全ての処方箋に加算できていた点数が、大手チェーンだからという理由で、一枚あたり三〇〇〜四〇〇円弱ぐらい下がってしまうことになるわけです。

大手チェーンの七〜八社は三〇〇店舗を超えているはずなので、ギリギリ二九九店舗程度が一番儲かることになるわけです。

・リフィル処方箋の導入開始

二〇二二年より導入された制度に「リフィル処方」があります。

リフィル処方とは症状が安定している患者さんを対象に発行された有効期間が長い処方箋のことを言います。一般に処方箋の有効期間は発効日から四日間ですが、リフィル処方では医師が処方箋の有効期間を一八〇日間など長く指定することが可能になります。その期間内であれば、繰り返し薬局で薬を受け取れる仕組みです。

これまでの処方箋は、症状が安定している患者さんであっても、せいぜい六〇日分までが限界といったところでした。薬が無くなりそうになる度に病院に行って診察を受けて処方箋を出してもらいます。これは医師法が罰則付きで「無診療処方」を禁止していることにも理由がありました。

厚労省はそうした、単に薬をもらうためだけの通院や診察を減らすことで、社会保障費や医療費などの削減につなげようという目論見があります。ですが、医療側にはメリットがありません。

ちなみに、日経メディカルオンラインの調査では、開業医の五七・五%はリフィル処方箋導入に「反対」しており、大阪府保険医協会の調査では九割以上のドクターが、リフィル導入に反対と回答しています。その理由として最も多かったのは「リフィルでは健康状態の観察等が困難」

というものでした。

一方、薬剤師にとってリフィル処方箋の導入はむしろ良い効果が期待できます。ドクターから一八〇日分の処方箋を出してもらうとすると、患者さんには六〇日おきに薬局に来てもらうようにする。薬剤師は二カ月ごとに患者さんの顔を見ながら問診し、そのときの体調次第で病院への案内をうながすかどうかを判断できる。つまり、薬剤師本来の役割が発揮できて、職能や良い評判が広まる可能性もあるのです。

なお、リフィル処方は恐らく総合病院や大学病院から始まると思われます。となると、公共交通機関などで大きな病院まで通っていた患者さんは、毎月の通院から解放されますし、薬も自宅や職場近くの薬局で受け取ることになり、時間もお金も節約できる。

処方箋を受け取った初回だけ大病院前の薬局で三〇日分だけもらい、あとは自宅近くや街中の薬局で受け取ることになるのではないか。そのために、リフィル処方箋の導入で大手チェーンの門前薬局が苦しくなると予想されています。

リフィル処方の解禁は、とにかく医療費を下げたいという目的の一つですが、まだ反対意見も多いことから、すぐには広がっていかないようにも思われます。

今後の潮流として、リフィル処方を巡って、様々な議論が行われるでしょう。

調剤薬局のビジネスモデル――大手、中堅、小規模薬局

風邪やケガなど何かしらの理由で病院に行き、ドクターから薬を処方されたら、処方箋を持って調剤薬局に向かいます。薬局では、医療機関からの処方箋に従って薬を出し、患者さんに用法を説明しながら薬をお渡しする。その流れは大手だろうか、中堅だろうが、小規模薬局でも一緒です。

しかし、大手、中堅、小規模では、患者さんが持参する処方箋の調剤報酬に差があります。調剤報酬点数は薬局の規模ごとに財務省が振り分けており、大手がシェアの大層を占めないように調整されています。

・**ドラッグストアの台頭**

ですが調剤薬局では大手といっても、まだまだ業界のシェア率が低い。そんな彼らがシェア取り合戦を目指すうえで競合他社より強力な相手がいます。

ドラッグストアです。ドラッグストアが日本にできた当初は、調剤機能がなく医薬品・医薬部外品をはじめ、日用品や生活雑貨、化粧品、飲料などの販売のみが主流でしたが、最近は店内に調剤機能を持つお店が多くなりました。調剤業界最大手のアインでも、ドラッグストアを含めた「薬局ランキング」ではベスト5にも入れません。大手調剤薬局の名前を知らなくても、ツルハ

やウェルシア、マツキヨなどの大手ドラッグストアが生活圏内のどこにあるかを認識している方は多いのではないでしょうか。

相当な資金力を持つドラッグストアは、業界全体の売上高を年々増加しています。日本チェーンドラッグストア協会の調査によると、二〇二一年度の売上高は八兆五四一〇億円。一五〇坪以上の大型店舗が増加していることにより、全国の総店舗数は年々増加し続けています（『日本のドラッグストア実態調査 調査結果のご報告』より）。

薬局は病院の目の前にあるから便利なのであって、わざわざ離れたところにある「あの町の薬局まで行こう」と患者さんに言わせるのは、なかなか難しい。だからと言って、調剤薬局が患者さんに、来店ポイントなどを差し上げるのは禁止されています。他にも、サービスでトイレットペーパーをプレゼントなどもできません。

要は、薬局の接客対応と親切なサービスでの勝負です。

かたや業界の脅威となるドラッグストアはアプリなどで調剤薬以外の商品、化粧品や日用品などに限定した割引クーポンなどを付けたり、「毎月〇日はお客様感謝デーでポイント2倍!!」と集客ができる。処方薬をもらいに行くついでに日用雑貨も見て回れるドラッグストアがマーケットシェアを広げるのは仕方のないことでしょう。

そもそも、病院の隣や目の前の薬局に行かずに「ちょっと遠いけどあの薬局へ」と患者さんを惹きつけられるサービスとは何なのでしょうか。

病気でつらいから病院に行く。風邪で熱があってフラフラなときに、病院の目の前に薬局があるのに、少し離れた別の薬局に行こうなんて思えないですよね。

薬局の商いの難しさがここにあります。

・敷地内薬局を容認

最近、敷地内薬局というものが出てきました。

これまでは医薬分業により、病院の建物や敷地内に調剤薬局を出すことは法律で禁じられていました。ところが、二〇一六年十月一日に厚労省が規制を緩和し、「敷地内薬局」が認められるようになったのです。今では大病院の敷地にフェンスなどの仕切りもなく、行き来できる調剤薬局が作られています。

一例になりますが、地方の大学病院の敷地内にも大手調剤薬局が入っています。その病院は中心市街地からそれなりに離れているのですが、毎月の家賃は一〇〇〇万円近くとも聞いています。病院の敷地内という、特別有利な環境にあることから、銀座よりも高い家賃になっているのです。我々から見ると、敷地内薬局の出店コスト、賃料などのランニングコストも、かなりの高額になると思われます。

先ほど説明したように、病院の敷地や至近にある薬局では点数が下がるデメリットがある。しかし、病院から重い処方箋がたくさん来るわけです。薬価差益で利益出るからと、大手調剤はそうした案件を必死に取りに行くんですね。

病院側からしても、自分の敷地に薬局を誘致すれば、賃料などの収益が見込めるわけです。

・中堅薬局とパパママ薬局の苦悩

中途半端な立場なのは、中堅の薬局かもしれません。コンビニだって、ガソリンスタンドだって、大手にどんどんと集約されていますよね。調剤薬局の中堅どころは、明日は我が身で「いつか買収されるのでは」と強い危機感を持っているでしょう。

そこに輪をかけるように深刻なのが、薬剤師不足です。

たとえ大手であっても、薬剤師不足は事業拡大の障害です。なぜなら薬局は、薬剤師がいないと店舗運営ができません。大手薬局やドラッグストアであれば、新卒の薬剤師が一番喜ぶ教育面や、大手ならではの福利厚生などで魅力的な条件が出せるかもしれませんが、五〇店舗クラスの中堅どころはどうしても大手に負けてしまう。条件が見劣りする中堅薬局を狙って入ろうという新卒者はまれでしょう。

結局、中堅の薬局が処方箋の枚数制限や事業規模の拡大の難しさから、一番、宙ぶらりんの状態かもしれません。

ならば小規模の薬局はどうでしょう。大手のシェアが少ないことの裏返しで、一人の経営者で十店舗以内というのは本当に多いのです。

また、業界用語で「パパママ薬局」などと呼ばれる、家族経営の薬局はほとんどギリギリの利益でやっています。医薬分業にともない開店した調剤薬局。自分も六〇代後半となり、引退も視野に入れているが後継者がいない。まだもう少し頑張りたいが、大きく舵を切られた厚労省の敷いた新レールや在宅などの流れに対応することができず、不安を抱えたまま今後を憂いている。

これからもそのようなオーナーが増えていくと思います。

・**地域を支えるドクターの高齢化**

少子高齢化で過疎化が進む地方では、医師の高齢化などによって、地域の健康を支える病院やクリニックがどんどん減ってきているのも事実です。病院やクリニックが減ってしまうということは、その周辺の薬局にとって死活問題そのものです。

M&Aのご相談の中で薬局オーナーから、「処方元のクリニックの先生が辞めるので買い手を探して欲しい」との相談を受けました。依頼主は東北で薬局を複数店舗経営されている方でした。

門前のクリニックが潰れてしまうと、薬局も同時に潰れてしまいます。特に地方では、クリニックと薬局がマンツーマンで連携している場合が多いのです。

そのために、我々のような仲介のアドバイザーが間に入り、クリニックを紹介させていただくことで、薬局も生き残るというような構図です。

他の地方都市でも薬局経営者から同様の相談を受けることが多々あります。クリニックと薬局は良くも悪くも一蓮托生です。

薬局のみならず、クリニックなどの医療機関、介護施設などの地域の包括ケアを支える医療機関と薬局の連携は、地域医療の行く末を決める重要な役割を担っています。

・処方箋なしで薬が買える「零売」

薬局は例外的に一部の医薬品を処方箋が無くても販売できます。この販売方法は「零売」と呼ばれています。零売の零は「こぼれる＝小分け」という意味があります。

零売は、あくまで例外的な取り扱いです。

効能・効果・用法・用量・使用上の注意など、重要事項がちゃんと記載されている医薬品であること、薬剤師が問診・面談すること、必要な場合は病院で医師による診察を受けるようすすめること、患者さん本人が理解できるように服薬指導・説明を行うことなどの条件を満たすことで、いままで処方箋を書いてもらってお渡ししていた薬を薬局が直接、患者さんに提供できるわけです。

こうした薬局と患者さんのやり取りは、必ず記録しておかなければなりません。医師が介在しない分、零売をやるならリスク管理に気を付ける必要があります。

最近では、零売専業の薬局店舗、駅ナカの零売薬局も登場してきています。零売で買える薬は、風邪薬や皮膚炎、花粉症の薬など。例えばロキソニンやカロナール、アレグラ、モーラス、ヒルドイドなど、皆さんがなんとなく知っている薬が多いようです。

なお、保険診療に使用する医薬品として薬価基準が公表されているものは、約一万三〇〇〇品目程度。そのうち七五〇〇種類が零売の対象となっています。向精神薬や、降圧剤、糖尿病治療薬、ピルやED治療薬などは、当然に対象外となっています。
※出典：厚生労働省『薬価基準収載品目リスト及び後発医薬品に関する情報について（令和四年八月一八日適用）』

・処方箋と薬価

上述のように、処方箋無しでも調剤薬局で処方薬の一部を買うことができます。

調剤薬局にとっては処方箋という「紙」を受け取って仕事していた方が儲かるので、これまで直接売らなかったのですが、処方箋だけでは儲からなくなってきました。なので、零売という流れが、ここ数年で始まったというわけです。

患者さんにとっても、メリットはあると思います。

例えばクリニックに診察に行くと、治療費の他に初診料や処方箋料などで自己負担額は二〇〇〇円ほど。その後、処方箋を持って薬局へ行き、ロキソニンを出してもらったとすると、薬代他を含めて一〇〇〇円くらい。一回の通院で合計三〇〇〇円ぐらいかかるわけです。

一方、零売では薬の値段の設定は薬局の自由です。薬の卸値が五〇〇円程度のものを、一五〇〇円で売ることも可能です。それでも、病院へ行く手間もコストもかからないわけですから、通常三〇〇〇円かかるところが、一五〇〇〜二〇〇〇円程度で買えてしまう。

そういうビジネスモデルの隙間を縫っているわけです。医療機関を通さない薬の買い方。これも脱保険の起爆剤になる可能性があるでしょう。

一方、痛み止めのロキソニンや花粉症薬のアレグラやアレジオンなどは、普通に市販薬として販売されています。これらは医療用医薬品が一般薬扱いに切り替わったもので、「スイッチOTC」と呼ばれています。

ドラッグストアでも買うことができますが、値段がとても高い。

良く売れる花粉症の薬などはとても高いです。花粉の時期、二週間くらいの服用で二〇〇〇円以上はかかります。

例えば、ロキソニンを医療用ジェネリックにすると、薬価は一錠五・七〜九・八円ほどです。一般薬ではそれらを一〇錠六〇円で買えたりするのに、市販薬では一〇〇〇〜二〇〇〇円の価格設定にしているのは、製薬会社が保険医と調剤薬局に配慮しているからなんです。

これからは「零売で薬を売る」薬局が増えてくるかもしれません。

処方箋に頼らない「脱健康保険」推進の手立てになり得るのか、医療業界、薬局業界は注目していると思います。

薬局経営者の悩み——薬剤師の確保と薬剤師不足

薬剤師不足で頭を悩ませている、中小の薬局経営者は多くいます。まず、新卒採用ができません。大手の調剤薬局やドラッグストアに行ってしまうからです。大学六年間で多額の学費を支払い、仕送りされた生活費の重みを背負って卒業する。少しでも待遇面の良い就職先を探すのは当然です。

努力を重ね、試験に合格し、晴れて薬剤師となれたとしても、平均年収は五〇〇万円程度です。大手調剤は教育システムが良いと言われていますが、入社してもすぐに辞めてしまう人が多い。ドラッグストアの給料は比較的に高いと言われます。新卒一年目からすでに、薬剤師全体の平均である五〇〇万円ぐらいを提示してくれたりします。ところが、そこからです。十年経っても年収で一〇〇万円増えて、六〇〇万円に届くかどうか。薬剤師の免許代として給料をもらっているというのが正直なところのようです。

我々から見れば、大手調剤やドラッグストアに入るよりも、オーナーや患者さんとの距離も近く、もろもろ勉強させてくれ、鍛えてくれる中小薬局のほうがおすすめではあるのですが……。

こうした事情があるせいか、薬剤師を目指そうと薬学部を受験する学生も減ってきています。平成の小泉改革のとき、薬学部新設の規制緩和があり、全国で大学の薬学部が乱立されました。大学側も六年間の学費収入が見込めますから、規制緩和に乗って定員数をバンバン増やした。それが今や定員割れが十数校となり、文科省の行政指導で、学生の募集停止に追い込まれる大学が出てきています。今後も淘汰されていく大学が増えていくでしょう。

・就職先はドラックストアの調剤か病院か

これまでは薬学部卒業後の一般的なルートに製薬会社のＭＲ（Medical Representatives：医療情報担当者）というドクター向けの営業職がありました。ですが、今はあまり募集はしていないようです。公益財団法人ＭＲ認定センターの調べによると、ＭＲは二〇一三年をピークに毎年減っているそうです。

就職先としては製薬会社の治験関係か、病院の調剤薬局があります。

ですが製薬会社の求人マーケットも変わってしまいました。東大や京大の研究分野のほんの一握りの人だけを採るようになった。普通の大学の薬学部にはもう求人が来なくなってしまったんです。

薬剤師になっても製薬会社にも入れない。ならば病院勤務はどうか。病院は著しく給料が低い。初任給で手取り十数万円程度、それも夜勤も含めての額です。

その選択肢としてドラッグストアがありますが、薬剤師としての専門業務だけしていればよいというわけにはいきません。六年間、時間とお金をかけて薬科大学を出て薬剤師の国家資格を取ったのに、出世が非常に難しく、多くの場合が年齢を重ねても街のドラッグストアの現場仕事で

■調剤薬局の倒産

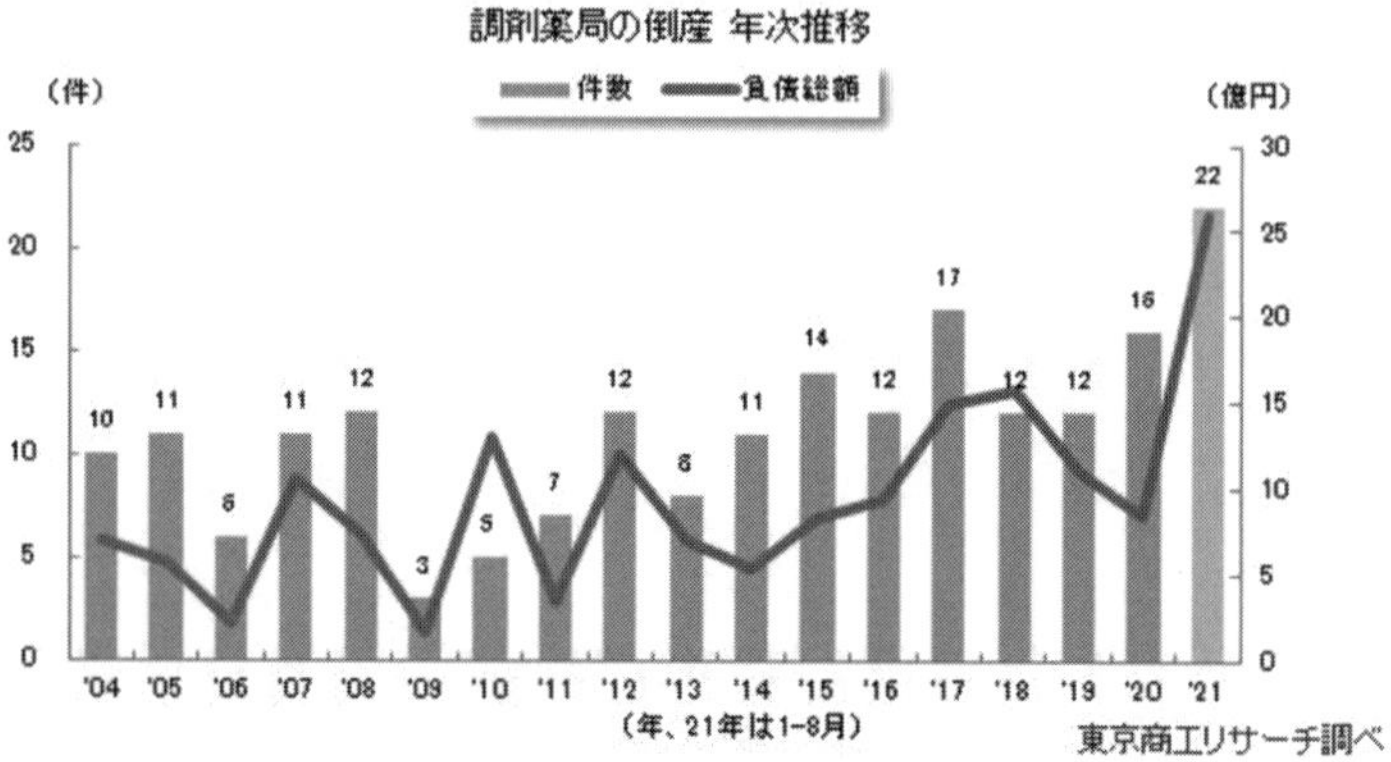

出典：東京商工リサーチ「調剤薬局」の倒産が過去最多、コロナで受診控えが響く（2021年1-8月）」より
https://www.tsr-net.co.jp/news/analysis/20210907_01.html

す。そんな状況にまた満足できずに転職を考えてしまう。

そのほかは一般企業への就職が続き、最後に町の調剤薬局という流れになっている。とはいえ、彼らを雇用している中小薬局の経営者としても、お給料をこれ以上もう渡せない現状があるのです。

東京商工リサーチが最近の調剤薬局の倒産件数を発表しています。二〇二一年一～十一月の倒産件数二六件（前年同期十六件、前年同期比六二・五％増）と急増しています。その理由として、乱立する調剤薬局、ドラッグストアとの競争が激化したことと併せ、「薬価の引き下げ、薬剤師不足など複合的な要因で経営が悪化し、倒産が高止まりしている」と分析しています。

・薬剤師一人につき処方箋四〇枚の規定

医師は、一日一〇〇人でも二〇〇人でも処方箋が書けます。必要とあらば、自由裁量で何枚でも書けるんですね。

ところが薬剤師の場合は、その処方箋をもとに薬をチェックして調剤する仕事に制限がかかっています。「処方箋四〇枚当たり、一人の薬剤師を配置しなさい」というルールがあるのです。

例えば、隣のクリニックの医師が一人で一日二〇〇枚の処方箋を書くとします。すると、その二〇〇枚の処方箋に対応するために薬剤師五人が必要になるのです。バリバリの三〇代の薬剤師だろうが、引退を控えた八〇代のおばあちゃま薬剤師だろうが、できる一日の調剤作業は処方箋四〇枚までと決められているのです。

なぜそのような体制にしているかというと、薬剤師の数を確保しようとした薬剤師会の働きかけが維持されてきたからです。良きにつけ悪しきにつけ、薬剤師は競争から守られているんですね。

ですが、この規定の四〇枚の合理性が全く分かりません。自由裁量で何枚も処方を書ける医師に対し、その処方箋に基づいて調剤するほうが四〇枚、どこに合理性があるのでしょうか。しかも、薬剤師の能力など鑑みずに一律に四〇枚に制限することにも。政府は医療費を下げたいのであれば、即撤回すべきであると思います。

・薬剤師不足

M&Aで薬局を売りたい理由に後継者不足もありますが、最も多いのが薬剤師不足です。薬局は、薬剤師さえいればよいというわけではありません。医薬品医療機器等法（薬機法）において、設置が義務付けられている薬局店舗の責任者である「管理薬剤師」が必要です。医薬品等の管理や適正使用のための情報提供、スタッフのマネジメント、現場のコンプライアンスなどを務める管理薬剤師。

以前は必須要件はなかったのですが、今では具体的な要件として「原則として、薬局における五年以上の実務経験があり、中立的かつ公共性のある団体（公益社団法人薬剤師認定制度認証機構など）の認証を受けた認定制度の認定薬剤師であること」が推奨されています。

ほかにも、「週三二時間以上勤務していること」「当該保険薬局に一年以上在籍していること」といったことが定義されています。

「一般薬剤師はいるけれど、管理薬剤師がいないから薬局を売る」という事例は、数え切れないほどあります。二年前は、管理薬剤師不足が薬局を売る理由のトップになっていました。業界にとって、人材不足は根深い問題なのです。

・人材紹介会社の活用

薬剤師の採用の際に、薬局経営者は人材紹介会社に依頼することがあります。話がまとまった際の紹介会社への手数料は、薬剤師の年収の三〇～三五％です。例えば、年収六〇〇万円での薬剤師の紹介ならば、手数料は二一〇万円、税金を含めると二三〇万円くらいになるわけです。

しかし、それだけのコストをかけたとしても、入ってもすぐに辞めてしまう。入社後三カ月で辞めてしまうなんていうことはザラなのです。詰まるところ、人材紹介に支払った手数料コストは、働いてくれている薬剤師や患者さんに転嫁される。そうなると店舗営業にもしわ寄せが来て、結果的に様々なサービス低下が起きてしまい、その悪循環が薬剤師と薬局を苦しめることになる。

それでも人材紹介会社に頼らざるを得ないほど薬剤師が不足している状況は、薬局にとって致命的なのです。

──旧態依然の限界──意識改革と今後の流れ

厚生労働省は二〇一五年に「患者のための薬局ビジョン」～「門前」から「かかりつけ」、そして「地域」へ～というビジョンを掲げて、調剤薬局業界に変貌を強く求めるようになりました。特定の病院だけでなく、様々な医療機関に携わる「地域のための薬局になれ」というのが、厚労省が敷いたレールです。それも二〇二五年までの実現を目指す業界像です。そのため二年ごとの診療調剤報酬改定では都度、そのビジョン実現に向けた見直しが行われてきました。

健康サポート機能

健康
サポート
薬局

**国民の病気の予防や
健康サポートに貢献**

・要指導医薬品等を適切に選択できるような供給機能や助言の体制

・健康相談受付、受診勧奨・関係機関紹介 等

高度薬学管理機能

**高度な薬学的管理ニーズ
への対応**

・専門機関と連携し抗がん剤の副作用対応や抗HIV薬の選択などを支援 等

＋

かかりつけ薬剤師・薬局

**服薬情報の一元的・
継続的把握**

副作用や効果の継続的な確認

多剤・重複投薬や相互作用の防止

ICT（電子版お薬手帳等）を活用し、

・患者がかかる全ての医療機関の処方情報を把握
・一般用医薬品等を含めた服薬情報を一元的・継続的に把握し、薬学的管理・指導

**24時間対応・
在宅対応**

夜間・休日、在宅医療への対応

・24時間の対応
・在宅患者への薬学的管理・服薬指導

＊地域の薬局・地区薬剤師会との連携のほか、へき地等では、相談受付等に当たり地域包括支援センター等との連携も可能

医療機関等との連携

疑義照会・処方提案
副作用・服薬状況のフィードバック
医薬品等に関する相談や健康相談への対応
医療機関への受診勧奨
医療情報連携ネットワークでの情報共有

厚生労働省資料をもとに「患者のための薬局ビジョン」～「門前」から「かかりつけ」、そして「地域」へ～より筆者制作

例えば二〇一六年四月よりスタートした「かかりつけ薬剤師」制度。薬や健康などの豊富な知識と経験で、患者さんの相談に応じたり情報提供ができる薬剤師となることが求められるようになりました。これまでのように、調剤や管理という対物業務から、対人業務をしましょうということです。

かかりつけ薬剤師・薬局には、大きく三つのポイントが定義されています。

・服薬情報の一元的・継続的把握とそれに基づく薬学的管理・指導を行う
・医療機関等と連携する
・二四時間対応・在宅対応を行う

二〇二五年は団塊の世代が七五歳以上となる年です。つまり医療機関や社会保障制度の負担が大きくなる節目の年だと言われています。そのときに向けて医療現場ではなく、地域で包括的ケアをできる体制を整え、かさむ医療費を抑えることが目的です。そのためには、病院と薬局の連携は必要不可欠であり、薬剤師にも地域の健康を担う立場として対応しなさい、ということです。

逆に言えば、その新しいレールに対応できるなら、生き残れる可能性が高まるわけですが、病院・クリニックと薬局は、地域の各家庭を積極的に往診、訪問しなければならない。共通の課題に向き合うことになります。

専門医療機関連携薬局数

全数 １２０（令和４年８月３１日時点）

北海道	１０	東京都	１２	滋賀県	5	徳島県	1
青森県	1	神奈川県	8	京都府	1	香川県	0
岩手県	1	新潟県	0	大阪府	5	愛媛県	3
宮城県	4	山梨県	0	兵庫県	6	高知県	1
秋田県	0	長野県	6	奈良県	0	福岡県	5
山形県	2	富山県	1	和歌山県	0	佐賀県	2
福島県	0	石川県	1	鳥取県	0	長崎県	1
茨城県	3	岐阜県	2	島根県	1	熊本県	2
栃木県	1	静岡県	0	岡山県	1	大分県	1
群馬県	4	愛知県	7	広島県	2	宮崎県	0
埼玉県	8	三重県	4	山口県	2	鹿児島県	1
千葉県	5	福井県	0			沖縄県	0

・地域連携薬局はマストになる

厚労省の対物から対人への流れは、地域支援体制加算も含めて、今後、地域連携薬局がマストになってくるでしょう。

「地域連携薬局」とは、入退院時の医療機関等との情報連携や、在宅医療等に地域の薬局と連携しながら一元的・継続的に対応できる薬局のことです。一定の要件をクリアして都道府県からの認定を受ける必要があります。

二〇一九年十一月に公布された改正薬機法で新設され、二一年の八月から認定が始まりました。

この制度には、がんなどの高度な治療が必要な病気でも、関係機関と連携して専門的な薬学管理対応ができる薬局を認定する「専門医療機関連携薬局」もあります。

主に大病院の門前にある大手チェーン薬局が認定を受けたりしていますが、二〇二二年八月末現在、右表の通り。一二の県ではまだゼロですから、まだまだ数は少ない状況です。

専門医療機関連携薬局は、専門性が高いため、中小薬局だとハードルが高い。とはいえ、近いうちに地域連携薬局のほうに加算点数が大きく振り分けられるだろうと見ています。

・電子処方箋

二〇二〇年からのコロナウイルス感染拡大で、外出自粛が求められました。在宅勤務でオンラインでのやり取りが増え、買い物もネットの活用が増えるなど生活環境が一変しました。この時期、過度な不安から健康診断の受診控えや持病の治療中断などが激増したほか、「オンライン診療」や「遠隔健康医療相談」などの医療サービスが脚光を浴びるようになりました。

二〇二三年からは電子処方箋の運用が開始します。これまで紙で発行していた処方箋がオンラインで発行できるようになる仕組みです。オンライン資格確認等システムを用いて、医療機関や調剤薬局での情報共有ができ、それらを活用した重複投薬チェックなどを行えるようになります。

薬剤師側の業務としては、従来のような入力業務が軽減されたり、紙処方箋の管理が不要になり、医療機関とのシステム的な連携で円滑な業務遂行が期待されています。

薬局・薬剤師の求められている在り方が大きく変わってきているなか、現場に携わる方たちも意識改革が必要になっていることは間違いありません。

・二四時間、在宅対応

なかでも「二四時間」「在宅」などは、容易なことではありません。今まで隣のクリニックに合わせて午後六時で業務終了だったものが、求められれば早朝だろうが夜中だろうが薬を届けに行かなければならない。患者さんからの連絡には二四時間対応、いつでも電話に出られる体制を維持しなければなりません。命にかかわる以上、「本日の業務は終了しました」とは言えません。

ですがパパママ薬局のような小規模店では、対応したくてもできない難しさがあります。

在宅対応は、「施設在宅」と「個人在宅」に分けられます。

施設在宅の場合はサービス付きの高齢者住宅や有料老人ホームなどに薬を届けます。入所者は一〇〇～二〇〇人程度で、おじいちゃん、おばあちゃんがいる施設に薬を届けるのですが、施設にはスタッフさんもいるし、まとめてお届けできるので薬剤師からするとそれほど手間はかかりません。

一方の個人在宅では、末期のがん患者さんや難しい病気の患者さんのお家に薬を持って行くスタイルです。移動が困難な患者さんのお宅に直接、薬を定期的に持って行き、ご状況も確認することになるので、当然、患者さんが満足できる対応を小規模の薬局単体で担うことは厳しいわけです。

もちろん、施設在宅より個人在宅対応の方が保険点数は多く配分されています。ですが、個人在宅では正直なところ、それほど利益は出ません。それでも大きな業界変貌の波の中、そうした現場に薬局の生きる道があるという人もいます。けれど、その変化についていくのは苛酷だという本音が聞こえてきます。

小児末期がんの患者さんへのフォローを一手に受けている薬局があります。役に立てることはやりがいがあり嬉しいが、やはり精神的に大変な仕事だと知人は言っていました。

なお、患者さんに要介護認定が付いている場合は介護保険が優先されるので、健康保険ではなく介護保険からの請求になります。要介護認定が付いていない人は全て健康保険からになります。また、介護保険も同様に、施設の方が点数が低くて、個人在宅の方が点数が高い、そうした振り分けになっています。

いずれにしても、厚労省の方針が敷いたレールは明らかに「地域と在宅」です。薬局は生き残りをかけて、何としても地域連携や在宅対応をやらなければいけない。

この新たなレールにしっかり乗っていける薬局が増えて、倒産が少なくなるように我々としても在宅対応導入のための支援をさせていただいているところです。

──タスクシフトと大きな脅威

調剤薬局業界はこれまでさまざまな変化に巻き込まれてきました。確かに医療・薬剤の世界は国の厳しい規制によって守られてきた部分もあります。しかし、それでも人々の生活は変化し、また国としての財源が厳しい環境になれば、いつまでも古い業界のままではいられません。

さらに、これまで以上の大きな波も目前まで来ています。

アマゾン薬局の上陸です。

・書店と同じ道をたどるか……

二〇二二年九月、日本経済新聞から「アマゾンが処方薬ネット販売、来年にも　中小薬局と連携」という記事が出ました。米アマゾン・ドット・コムが日本での処方薬販売への参入を検討していることを報じたのです。ついに、と思った方も多いかもしれません。なぜなら、二〇二〇年にはオンライン薬局サービス「アマゾン・ファーマシー（アマゾン薬局）」を米国で開始しているだけでなく、カナダやオーストラリアでも同サービスを開始しているからです。

アマゾン（Ａｍａｚｏｎ）は、いまや知らない人がいないほど拡大したオンラインサービスを提供している会社です。当初はオンライン書店でしたが、いまではありとあらゆる商品を提供しています。

日本でのサービス開始後、全国の書店は淘汰されていきました。取扱数も多く、それらを自分の好きな時間に出向くことなく選ぶことができ、重たい思いをして持ち帰る必要もない。利便性はもちろん、言うまでもありません。

そのアマゾンが日本の処方箋薬を扱うというのです。

処方箋に基づいて医療薬を販売するのですから、日本での電子処方箋の開始はまたとない好機です。購入する側からしても、処方箋の管理、保険の登録、注文、配達などがオンラインで完結するのは、ネット通販が当たり前になった今、利用したいと思うのは当然です。

米国では、薬剤師による二四時間年中無休の電話相談のオプションサービスも行っています。日本でも確固たる地位を築いたアマゾン。ここに立ち向かうには、調剤薬局業界は一丸となって業界再編を目指す必要があるはずです。

・タスクシフト

厚生労働省は、二〇二一年九月三〇日付で「現行制度の下で実施可能な範囲におけるタスク・シフト／シェアの推進について」を通知しました。そのなかで薬剤師については次の六項目がタスクシフト（シェア）が可能な業務の具体例として示されています。

①周術期における薬学的管理等
②病棟等における薬学的管理等
③事前に取り決めたプロトコールに沿って行う処方された薬剤の投与量の変更
④薬物療法に関する説明等

⑤医師への処方提案等の処方支援
⑥糖尿病患者等における自己注射や自己血糖測定等の実技指導

本書では各項目を解説はしませんが、薬剤師がより専門性をもった業務にあたれることが望まれていることは明らかでしょう。

さらに医療現場では、看護師の仕事を薬剤師が分担する「タスクシェア」の推進が行われています。二〇二二年の薬剤師や薬局の機能に関するワーキンググループの取りまとめでは、次の三つが示されました。

①対人業務の更なる充実
②ＩＣＴ化（薬局薬剤師ＤＸ）の対応
③地域における役割

ＩＣＴやＤＸなどの活用で業務を効率化し、薬局も薬剤師も地域医療に貢献して行くということです。

そんな時代の変化に呼応するように、次世代型の薬局もオープンしています。在庫管理や調剤などを独自に開発されたロボットを使って行う「ロボット薬局」です。効率化できる部分はテクノロジーに任せ、薬剤師にはより専門的な業務を行ってもらうという方針です。

規制が厳しい業界のなかで、活路を見いだすだけでなく、新たなサービスを展開しようとしている人たちもいます。

暗い展望だけでなく、明るい未来が描けるように、我々も業界に貢献したいと常に思っています。

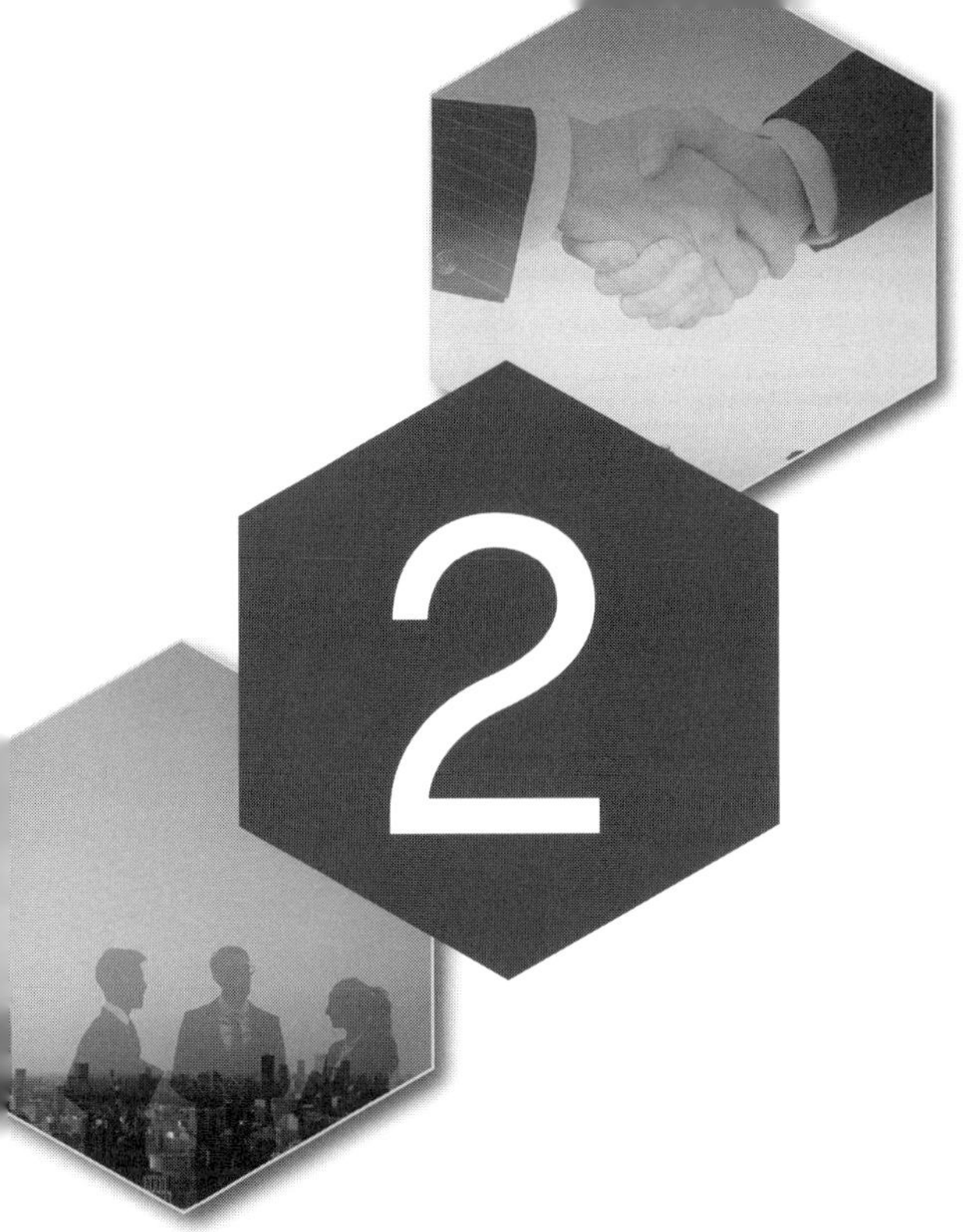

M＆Aの方法と全体のフロー

では、まずはM&Aの概要から見ていきましょう。

M&Aは合併と買収を意味しますが、その手法にはいくつかあります。合併には「吸収合併」と「新設合併」があり、買収の方法には「事業譲渡」と「株式取得」があります。本書では買収をテーマに主に売却側の視点で解説していきます。

・売却の検討

多くの場合、企業の経営者が会社や事業の一部を「売ろう」と決めたときから始まります。

経営者にとってそれは、大変勇気のいる、大きな決断です。これまで一緒に仕事をし、支えてきてくれた従業員、苦しいときに融通を効かせてくれた取引先、贔屓にしてくれるお客様のことを考えると、様々な思いがよぎると思います。

それでも、それを決断したのであれば動くしかありません。ですが万が一、会社の売却を周囲に知られたらどうなるだろうと考えるのは当然です。従業員にも、取引先やお得意様などにも、「この会社は大丈夫なのか」「会社はいつまで持つのだろうか」とあらぬ不安を与えかねません。

経営者が会社や事業を売却する、というのはとてもセンシティブでデリケートなお話です。そのため、売却を考えている段階では信頼できる人にしか相談はできません。

そこで、まずは銀行の担当者に相談するというケースが多いようです。

多くの企業が、銀行から融資を受けているなど付き合いがあることでしょう。彼らは会社の財

■M&Aの方法

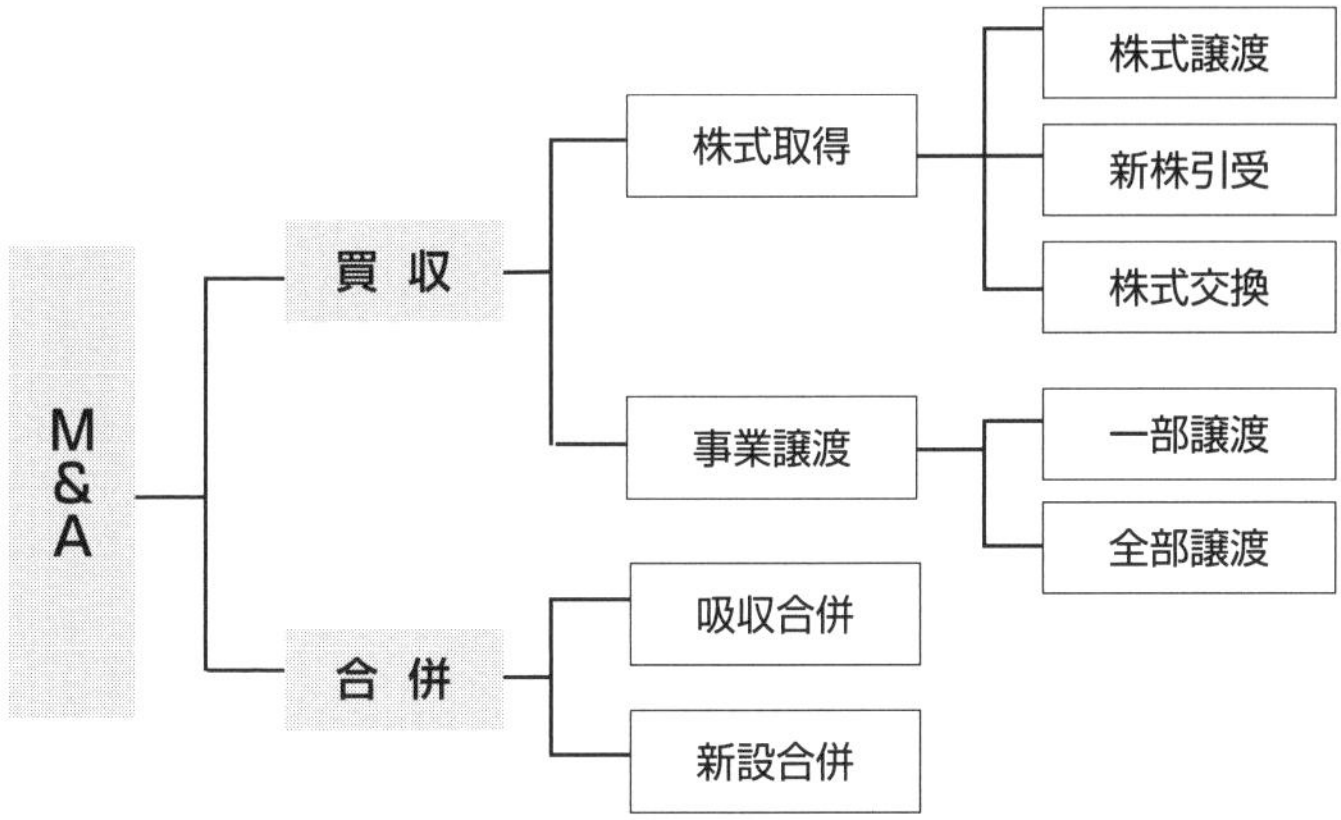

務事情もよく知っているので相談しやすいのは想像つきますよね。他には、付き合いのある税理士や会計事務所に相談する方も多いようです。

実は、Ｍ＆Ａを検討する場合、**最初の相談を誰にするかによって、その後の成功・不成功が大きく左右されるんですよ。**

――Ｍ＆Ａ仲介業者

ここ数年間、日本国内のＭ＆Ａの取引件数、取引金額ともに増加しています。それを示すかのようにＭ＆Ａ業者が話題に上ることが多くなりました。

ダイヤモンドオンライン編集部が上場企業の有価証券報告書に記載された平均年収のデータを基にした「年収が高い会社ランキング２０２２」では、二年連続でＭ＆Ａ仲介会社が一位でした（二〇二二年九月

■年収が高い会社ランキング2022　トップ5

順位	社名	業種	平均年収（万円）	従業員数（人）	平均年齢（歳）
1	M&Aキャピタルパートナーズ	サービス	2688.4	150	32.2
2	キーエンス	電気機器	2182.7	2599	36.1
3	ヒューリック	不動産	1803.3	189	39.5
4	伊藤忠商事	卸売業	1579.8	4170	42.2
5	三菱商事	卸売業	1558.9	5571	42.8

＊2021年4月期～22年3月期。従業員数は単体ベース。100人未満の企業は除外

出典：ダイヤモンドオンライン「年収が高い会社ランキング2022【全1000社・完全版】1000万円超が71社に増加」より
https://diamond.jp/articles/-/309482

一二日付）

キーエンスやヒューリック、伊藤忠商事などを抜いての一位はM&Aキャピタルパートナーズ。上場会社で一番です。

M&Aの営業マンすなわちアドバイザーは、成果報酬が基本です。固定給に加え、売上げに対応するインセンティブ、そこにボーナスが加算される仕組みです。大手M&A仲介会社のアドバイザーの中には、昨年の年収が二億円だったという強者もいます。

・ワンクリック広告で一万円を支払えるM&A仲介会社

読者の中には、大手M&A仲介会社のテレビCMをご覧になったことがある方もいるかもしれません。また、インター

ネットやユーチューブの広告でもＭ＆Ａ仲介会社を見ますよね。

例えば検索サイトで「Ｍ＆Ａ」と検索すると、一番上に業者の広告が出てきます。誰かがそのリンクをクリックするたけで、Ｍ＆Ａ仲介会社は広告費として一万円を払っているそうです。一番高い、いわゆるリスティング広告ですね。

また、「週に何度も『会社を売りませんか』というＤＭが来るよ」といろいろな経営者が話すのを聞きます。それも様々なＭ＆Ａ仲介業者から、毎週だそうです。

大手の仲介会社などは、そういう広告に月に何百万～何千万円の広告費をかけているわけです。もちろん人の目に触れ、企業として認知されることは大切です。

ですが我々のような中小のＭ＆Ａ仲介業者は、そんな巨額の広告費はかけられません。仲介業務のお手伝いをさせていただくなかで、実績を重ねてお客様に信頼していただくしかありません。

Ｍ＆Ａはよく結婚にたとえられます。結婚相手とどこで知り合うのか。結婚したくても、なかなか良縁に出会うとは難しいものですから、誰か信頼できる友人や知人から良い人を紹介してもらうこともあるでしょう。

企業同士が結ばれるＭ＆Ａも同じことで、社員や取引先、お客様のことを考えれば、相手探しを信頼できる人に相談したくなるものです。先ほども述べたように、相談先は付き合いのある銀行であったり、内情も良く知っている会計事務所だったりするのですが、実は銀行などの金融機関も含め、ほとんどが上場しているＭ＆Ａ大手仲介業者とタッグを組んでいるのが実情です。

最近では銀行にもM&A専門部隊が組織されるようになってきました。が、全ての金融機関とは言えません。銀行や会計事務所に相談すると大手仲介業者を紹介されることも多いわけです。高額な仲介手数料がM&A仲介業者に支払われると、銀行や会計事務所にも紹介手数料が入るような仕組みです。

・他業種からの営業のプロ

M&Aの仲介業者が売上を伸ばし、年収ランキングで上位の常連になれば、そこに金脈が見えるのは想像に難くありません。すると、完全出来高制の報酬に慣れたMDRTという世界標準の保険営業のプロなどがたくさん流入するようになりました。

金融庁が節税保険の販売をストップさせたため、生命保険会社でその保険をたくさん売っていた人などは儲けられる市場をM&Aに求めたのでしょう。他にも不動産投資などで高額の投資を集めた人など。M&Aに引き寄せられるように、あらゆる業界、業種からたくさんの人が集まってきました。

しかし、そのほとんどがM&Aに関する専門家ではありません。営業経験が豊富だからといってM&Aを無事に成功に導けるほど簡単ではありません。だから、彼らの成功率はさほど高いとはいえないんです。すると人材の回転も早くなります。

ならば上場している大手M&A仲介会社だったら安心かといえば、そうでもありません。大手であってもＭ＆Ａのアドバイザーは経験二〜三年程度の若手が多く、辞める人も多いのです。

また前述のように銀行や税理士、会計事務所であっても、紹介手数料目的でＭ＆Ａ仲介会社と連携している場合も多いので注意が必要です。

だからこそ、最初にどこの誰に相談するのかが重要なんです。Ｍ＆Ａで成功するか否か、相談先は最初の分岐点になります。

・仲介会社手数料とアドバイザー

多額の広告を支払えるＭ＆Ａ大手仲介会社ですが、その仲介手数料はどの程度でしょうか。

例えば、不動産業界だったら「宅建業法」で売り主・買い主双方から（売買価格の三％＋六万円）×消費税までと決められていますので、一億円の土地取引であれば手数料は六一二万円＋消費税がマックスです。しかし、Ｍ＆Ａ業界にはそうした業法もなければ規制もありません。手数料は自分たちで決められるわけです。

仲介業務は本来、どちらかの代理になり交渉に臨みます。しかしＭ＆Ａの場合は、「双方代理」といって、売り手と買い手の間に入ることが多く、よって両者から手数料をいただくことができます。

双方代理ではＭ＆Ａ仲介業者の胸先三寸、つまり手数料の設定次第によるところが大きく、利益相反になりかねない立場にもなります。売ろうとする会社の営業権が一〇〇〇万円なのに、手数料が三〇〇〇万円という、そんな無茶苦茶なこともできてしまうのです。

一億円というお金が動こうものなら、大手M&A仲介会社では恐らく、双方から合計で五〇〇〇万円ぐらいの手数料を取りに行くでしょう。売り手から二五〇〇万円、買い手から二五〇〇万円の手数料を受け取るという具合です。

ちなみに、アドバイザーの取り分は約二〇%ですから、手数料が五〇〇〇万円だとすると一〇〇〇万円。M&A仲介会社の若手アドバイザーの年収は約二〇〇〇万円と言われていますから、年に一～二件はM&Aの案件を成立させている計算です。

買い手側が仲介会社に一億二五〇〇万円を支払ったのに、売り手には七五〇〇万円しか手元に残らなかったという例もあります。大企業であればいざ知らず、調剤薬局の場合、中小規模がほとんどです。こんな高額な手数料を負担しきれるものではありませんよね。

手元に残った金額だけでは、リタイア後の生活に不安が残ってしまうかもしれません。そんなことにならないためにも、手数料が適正な金額で、しかも専門的知識も交渉力も兼ね備えている、そんなM&A仲介業者を探さなくてはなりません。

また、「秘密が漏れないように、内密に進行しましょう」と、自社以外とM&Aができないように「専任契約（後述）」をアドバイザーがすすめてくるケースもあります。

我々からしたら、お客さんを契約で自社に縛りつけるような仲介会社が良い取引をするとはやはり思えない。ぜひ、相見積もりを取って、公平な仲介会社を見つけてほしいと思っています。

相見積もりをどんどん出されたほうが、仲介業者本来の仕事である「良い買い手」を連れてくる可能性が高いはずです。

もし「内密にやりましょう」というようなことを言われたら、一度、よく考えてみてください。アドバイザーのレベル、素養がどれほどのものか、最初の相談でチェックするだけでも、理不尽な不公平契約が防げると思います（アドバイザー診断の193ページ参照）。そして仲介会社に払う手数料、報酬はいくらなのかを確認した方がいい。もし可能であれば、買い手に対してもです。

・規制改革担当大臣からの苦言

そうしたM＆Aビジネスのあり方に対し、当時の規制改革担当大臣だった河野太郎氏が苦言を呈しました。

二〇二〇年十二月十八日付けの公式ブログで「仲介会社の両手取引には利益相反の可能性がある」と指摘。次いで翌年一月六日のみずほ証券セミナーで「利益相反の可能性」に言及しました。

ブログ記事にはこう書かれています。

「売り手は一回限り、つまり自分の企業を売却すればそれ以上売り物はありませんが、買い手はその後も企業を買い取る可能性があります。仲介者にとってみれば、一回限りのビジネスにしかならない売り手に寄り添うよりも、今後もビジネスができる買い手に寄り添う方が得になります。双方から手数料をとる仲介は、利益相反になる可能性があることを中小企業庁も指摘しています」として、中小企業庁が策定した「中小M&Aガイドライン」で中小企業にとって不利益な情報の開示の徹底、度を越えた専任契約をやめて他のM&A支援業者などにセカンドオピニオンが取れる契約にしなさい、と仲介事業者に求めているわけです。

さらに二〇二一年の一月一二日付けのブルームバーグでも、河野大臣（当時、行政改革担当大臣）の発言が報道されました。

「中小企業のM&Aの際に仲介業者が買い手・売り手の両方から手数料を取るのは利益相反だ。中小企業庁に働きかけてこうした慣習を変えたい」

この発言によって、M&A仲介企業の株価は下落に転じ、その後も様々な波紋を呼ぶこととなりました。問題は成功報酬の手数料です。他にも、社内に一名、弁護士や会計士など、独占資格を持つ士業を配置して、業務が監督できる独立性と権限を与えなければならない、など。

今後の政府による規制は強化されていくはずです。

我々としては、M&Aの敷居をもっと低くして、価値ある会社や商いを経営者から経営者へとバトンタッチするべく盛り上げたい。

我々が目指しているのは、そうした経済の循環です。

貴重な日本の宝、人・モノ・資金はもっと流通するはずなのに、むやみに高額なM&Aの報酬や手数料のせいで止まってしまっているかもしれない……。

このまま日本の人口が減り続け、後継者もいなくて会社がどんどん潰れてしまったら、雇用されている人はどうなるのでしょうか。

仲介会社は手数料をもっと安くして、Ｍ＆Ａを流通させなければいけないと思うのです。

――Ｍ＆Ａ成立までの流れ――何に注意すべきなのか

・Ｍ＆Ａにおけるプロセスとアドバイザーのかかわり方

Ｍ＆Ａでは、売り手、買い手ともに、いくつかの段階とプロセスを経て、最終契約〜クロージングを迎えることになります。

ここでは、仲介会社をＭ＆Ａのアドバイザーに選んだ場合のＭ＆Ａの流れについて説明していきます。なお、ここで紹介するのは一般的なもので、これが絶対というわけではありません。

分かりやすくするために、契約締結のタイミングを３フェイズに区切って説明しましょう。なお、各フェイズの内容は追って解説します。

フェイズ①：初回相談からアドバイザリー契約の締結まで
フェイズ②：Ｍ＆Ａ戦略の策定から売り手と買い手候補とのマッチングまで
フェイズ③：基本合意から最終契約の締結、クロージングまでよく「M&Aが成立、完了するまでにどれくらいの期間がかかるのですか」という質問を受けることがあります。大まかな数字になりますが一般的には仲介会社と契約し、M&Aの全てが完了するまでには、早くて三か月。多くの場合、半年から一年程度かかります。

その過程で、M&A仲介会社は、売り手と買い手の双方に必要な情報やアドバイスを提供するほか、必要に応じて弁護士や会計士などの専門家と連携して手続きを進めます。

具体的には、次のような内容です

- M&A戦略検討に関するアドバイス
- 価値評価（査定）に関するアドバイス
- 案件概要書等の作成に関するサポート
- 交渉・条件設定に関するアドバイス
- 弁護士・会計士等の外部専門家の活用に関するアドバイス
- 買収監査（デューディリジェンス：DD）のコーディネート
- 手続き執行（手続き・書類・その他）に関するアドバイス

デューディリジェンスは通常、買い手側が売り手側に対して行います。買い手が大手企業の場合、顧問の弁護士や会計士、税理士がDDの実務を担当する場合が多く、DDに慣れていない場

■M&Aの大まかな流れ

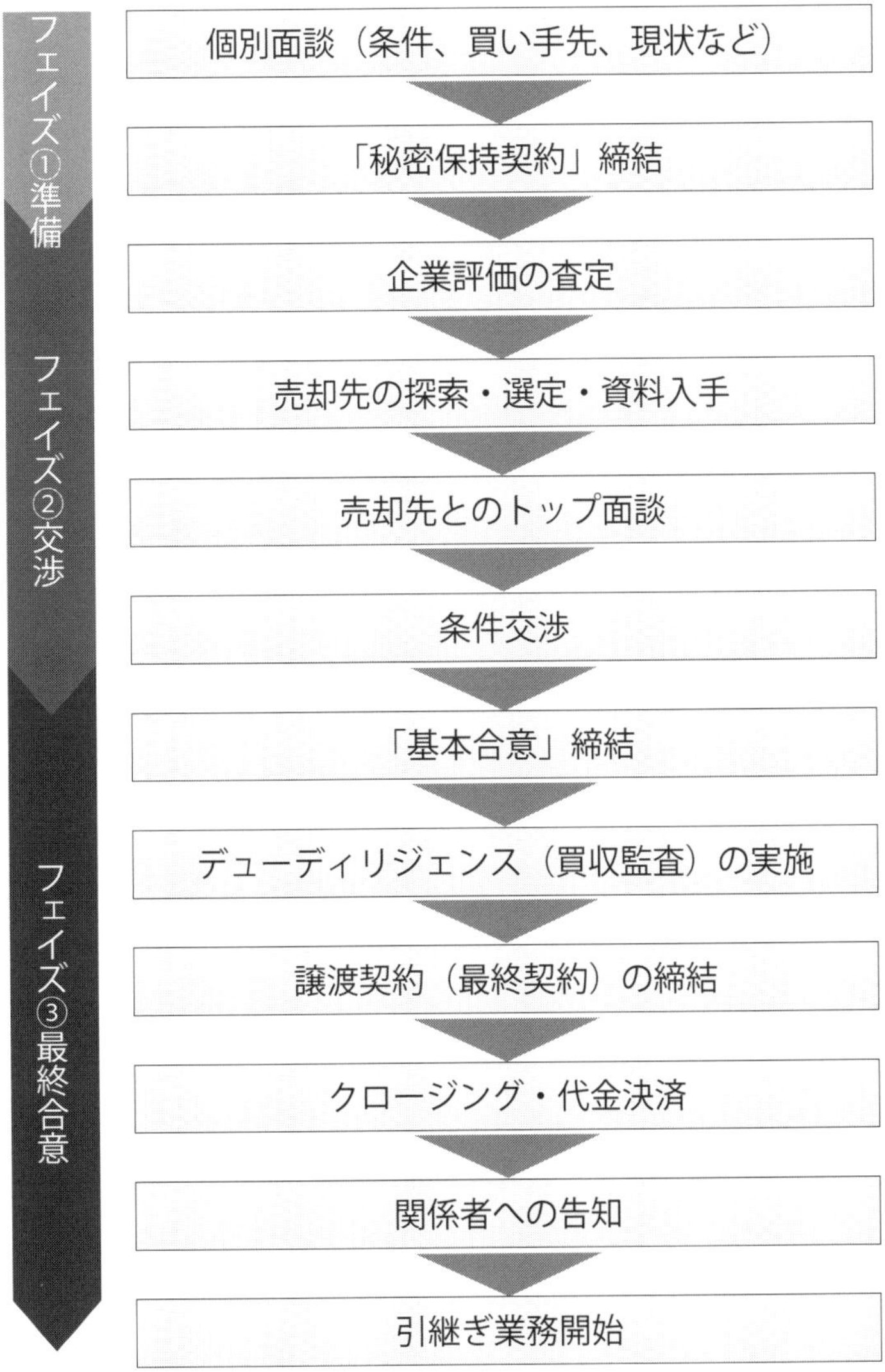
フェイズ①準備
フェイズ②交渉
フェイズ③最終合意
個別面談（条件、買い手先、現状など）
「秘密保持契約」締結
企業評価の査定
売却先の探索・選定・資料入手
売却先とのトップ面談
条件交渉
「基本合意」締結
デューディリジェンス（買収監査）の実施
譲渡契約（最終契約）の締結
クロージング・代金決済
関係者への告知
引継ぎ業務開始

合は仲介会社が専門家を紹介することもあります。
また、主に取り交わされる契約書には、次の四つがあります。

一．仲介会社との「秘密保持契約書」
二．アドバイザリー契約の「締結書」（専任契約）
三．M＆Aに関する売り手、買い手双方の「基本合意契約書」
四．株式あるいは事業譲渡のいずれかを選ぶ「最終契約締結書」（クロージング）

では、薬局の経営者が「売り手」としてM＆Aを検討するところから見てみましょう。

フェイズ①準備・決断――初回相談からアドバイザリー契約の締結まで

最初のステップとなるM＆A支援機関、仲介会社との接触から個別相談までの流れは、M＆Aの成否を分ける一番重要な部分です。
本来であれば仲介会社などを通さずとも売り手と買い手とが良縁に恵まれ、両者が納得できるM＆Aを進めて行くのが良いに決まっています。しかし、自力でM＆Aを進めていくのは大変で

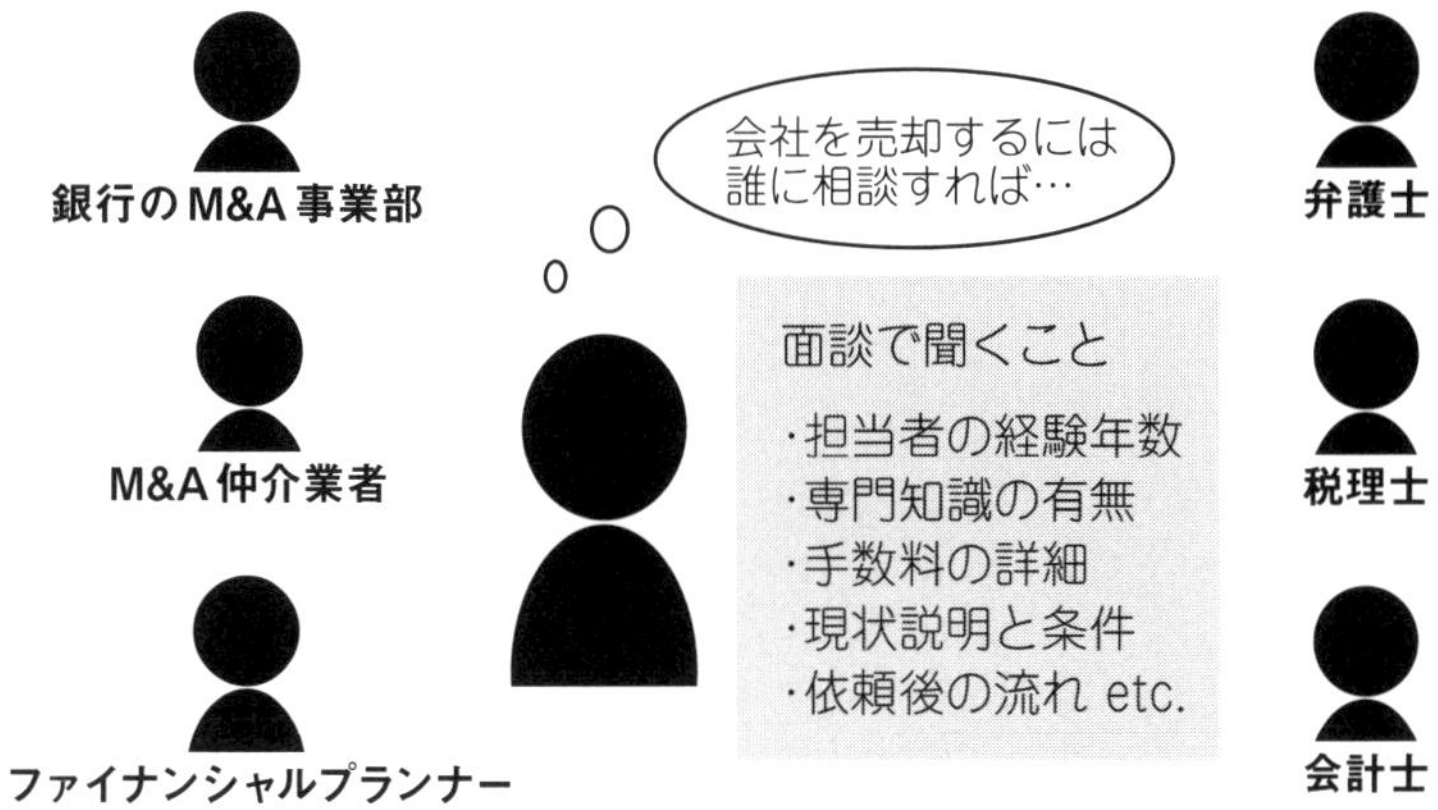

す。しかも、毎日の調剤業務や店舗運営をしながらでは無理があります。

苦労しながら育てた薬局の価値を分かってくれる買い手を探し、交渉のための客観的な評価と譲渡価格の検討。財務や法的な調整手続きなどはどうするか……。やはり、Ｍ＆Ａの知識や経験が豊富な専門家、仲介業者など相談相手が必要になってきます。

・仲介会社と個別面談

身近な税理士や銀行に相談する方が多いようですが、前述したように、結局、大手のＭ＆Ａ仲介会社につないで紹介手数料を受け取るだけという場合もあるので注意が必要です。

できれば、Ｍ＆Ａの経験者や信頼できる人からの紹介などを通じて、業界に詳しい仲介業者の担当者、あるいは売り手または買い手、いずれかの専属交渉人として相手と交渉してくれるファイナンシャル・アドバイザー

（FA）と面談することをおすすめします。

その際、専門知識の豊富さ、経験年数、誠実さ、手数料の妥当性や明朗さなどを判断してみてください。できれば複数の担当者やアドバイザーと会う方が良いでしょう。業者によっては、この段階で薬局自体の価値評価を無料査定してくれる場合もあります。

納得行くまで質問して、大切な会社と関係者の今後を見据えたM＆Aの相手先を探し、重要な手続きを託すに足る相手かどうかを見極めてください。

複数の業者から、費用などの相見積もりを取るくらい慎重で良いと思います。

もし、相談先が思い浮かばないというのであれば、全国には中小企業庁による支援センターなどもありますので、まずはそちらで相談してみるのもよいでしょう。

・仲介会社を決定

面談を重ね、信頼できそうだと思える仲介会社と出合えたら、依頼をします。

「秘密保持確認書」「秘密保持契約書」を交わします。これでようやく、仲介担当者と薬局の経営・財務、店舗運営、立地地域の特徴や人材などの情報が共有できるようになります。

この段階で譲渡方法や希望する売値、買い手候補に求める条件などを具体的に検討します。ここで、売却の意思を固め、M＆Aの方針を決めることになります。

その仲介会社の信頼性や費用などに納得できたなら、アドバイザリー契約を締結し、いよいよ本格的な買い手企業とのマッチングを始めます。

ここで大事な点が二つあります。

一つは、契約についてです。アドバイザリー契約には「専任」と「非専任」があり、仲介会社の多くが専任契約で結ぼうとします。専任契約であればその仲介会社としかＭ＆Ａを進めることができないからです。

経済産業省の「中小Ｍ＆Ａガイドライン」でも複数の仲介業者とやり取りすることが推奨されています。法的な拘束力はありませんが、専任契約だと情報が漏れにくいというメリットがあります。

一方の非専任契約ならばアドバイザリー契約を締結した仲介会社以外ともＭ＆Ａを進めることができるため、良い買い手が見つかる可能性が高くなります。情報漏洩のためと、早々に専任契約を結ばせて顧客を囲い込んでしまおうとする仲介業者には、注意した方がよいでしょう。

もう一つは、報酬の開示姿勢です。

アドバイザリー契約を締結する前に、必ず報酬について確認を取ってください。

報酬には、着手金や月額報酬、アドバイザリー契約の締結時、基本合意時の報酬、またはトップ面談の際の報酬などの種類がありますが、**かかる報酬の種類も金額も、仲介会社によって大きく違ってきます。**着手金などはＭ＆Ａが合意に至らなかった場合でも、返金されません。

開示姿勢のある仲介業者であれば、最初から報酬の種類や計算方法などをはっきりと明文化してくるはずです。中には、成功報酬のみで、売り手ではなく買い手からしか取らないという会社もあります。

費用について把握しておくことは大切です。あらかじめ予算の最大限のイメージはもっておきましょう。報酬の計算方法や金額水準については追って詳しくお伝えします。

次のフェイズではアドバイザリー契約の締結、そして本格的な買い手候補探しが始まります。

フェイズ② M&A戦略の具体化——買い手候補マッチング

さて、薬局の財務状況や法的リスクも含めた現状をアドバイザーと共有したのち、譲渡の条件などを明確にしながら、M&A戦略を具体化していきます。

また、買い手候補が現れたときに備えて、買収監査（デューディリジェンス）の対応方法などもあらかじめ準備しておきましょう。

仲介会社は、売り手の希望や条件にふさわしい買い手候補のリストを作ります。このリストは「ロングリスト」とも呼ばれます。仲介会社にとって、強い買い手候補をどれだけリスト化できるかは生命線。アドバイザーの質が問われます。

最近ではインターネットで買収候補企業がニーズを登録できるプラットフォームなどもできて

■フェイズ②　買い先への情報開示

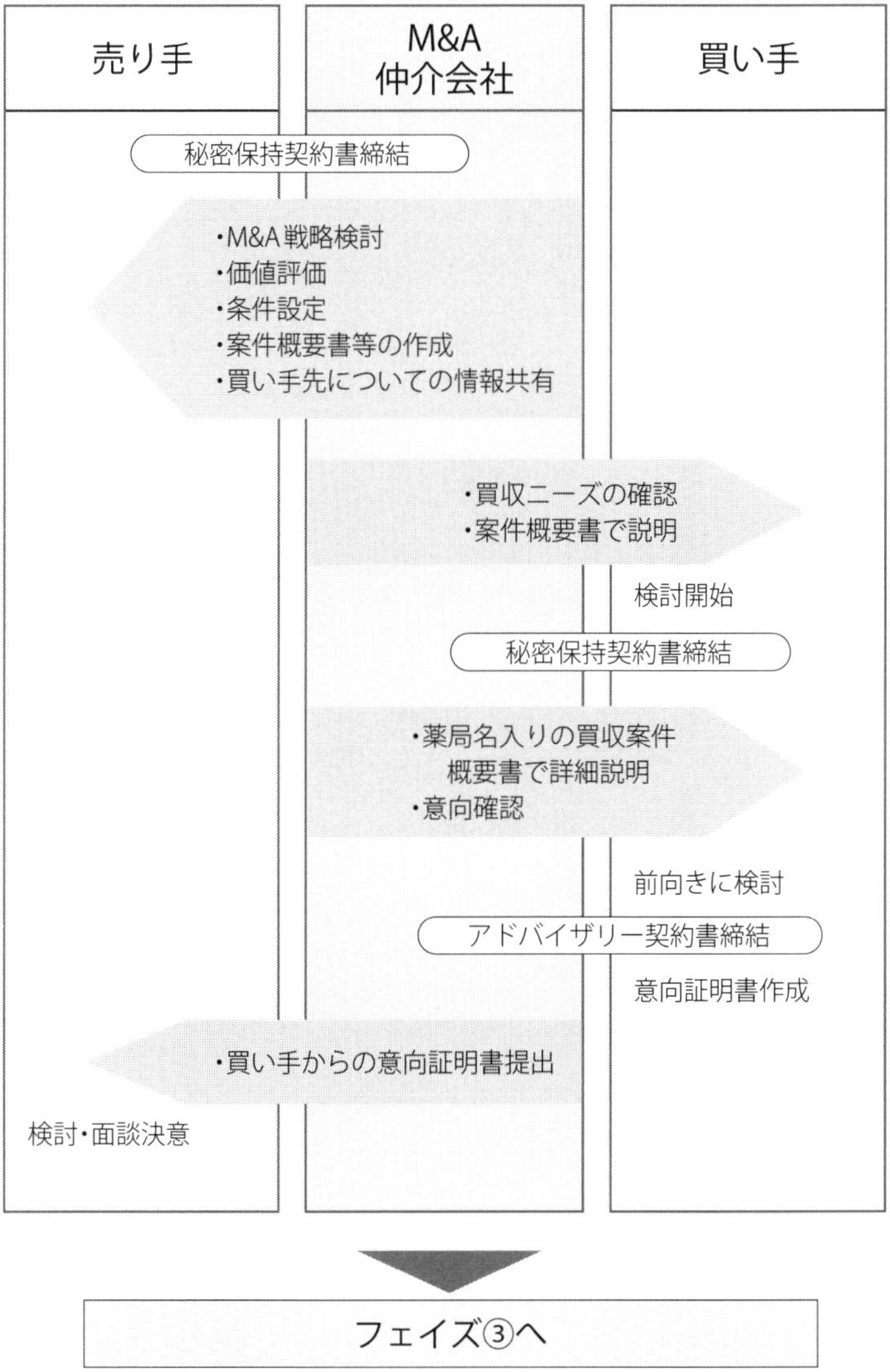
売り手
M&A
仲介会社
買い手
秘密保持契約書締結
・M&A戦略検討
・価値評価
・条件設定
・案件概要書等の作成
・買い手先についての情報共有
・買収ニーズの確認
・案件概要書で説明
検討開始
秘密保持契約書締結
・薬局名入りの買収案件
概要書で詳細説明
・意向確認
前向きに検討
アドバイザリー契約書締結
意向証明書作成
・買い手からの意向証明書提出
検討・面談決意
フェイズ③へ

います。コストや利便性などの優位性はあると思いますが、やはり仲介担当者が持っている人脈や経験、人柄などはとても重要だと思います。

どの仕事もそうだと思いますが、きちんとした成果を出した実績には良いネットワークが広がっていきます。ネットの文字だけではない多岐にわたる情報量が我々の武器になります。

・買い手候補との流れ

売り手側の条件や薬局の特徴にマッチする買い手候補が見つかった場合、アドバイザーは最初は薬局が特定されないように匿名（ノンネーム）で概要だけを買い手候補に説明します。

買い手候補がその薬局の買収を前向きに検討するようであれば、仲介会社ときちんと守秘義務契約を締結し、薬局名を含む、より具体的で詳細な情報を提示します。

売り手側、買い手側ともに相手を知ることではじめて、具体的に検討を進めて行く流れができるわけです。

そして、買い手の希望価格を記載した「意向証明書」をアドバイザーを介して売り手側に提出します。

こうして本格的な「お見合い」に向けた流れが進んでいきます。

次は、いよいよトップ同士による面談〜最終フェイズです。

フェイズ③ Ｍ＆Ａ契約――クロージング

Ｍ＆Ａの成立に向けて、いよいよ売り手、買い手のトップが直接会う機会がやってきます。トップ面談です。トップ面談では、買い手が売り手の薬局を訪問することなども行われます。その際、買収価格や買収形態（株式か事業か）、買収に際して約束すべき条件などの交渉が行われます。簡単に合意に至ることもありますし、買収価格のギャップなどのすり合わせに時間がかかることもあります。その場合は、価格や条件の合意を目指して粘り強く交渉を続ける努力も大切になってきます。

双方が価格・条件について合意したなら「基本合意」の締結を行います。基本合意書には、交渉した内容・経過、合意した事項をはじめ、おおよその買収時期や買収金額が盛り込まれます。ただし、基本合意書にも法的拘束力はありません。基本合意は、次のデューディリジェンス（ＤＤ）へと進むためのステップととらえてください。

なおこの段階で、仲介会社によっては、第一次報酬が発生する場合があります。先にもお伝えしましたが、仲介業者によって報酬の有無が異なります。必ず事前に確認しましょう。

また、トップ面談において報酬を請求される場合もあるので、要確認です。

■フェイズ３　Ｍ＆Ａ契約・クロージング

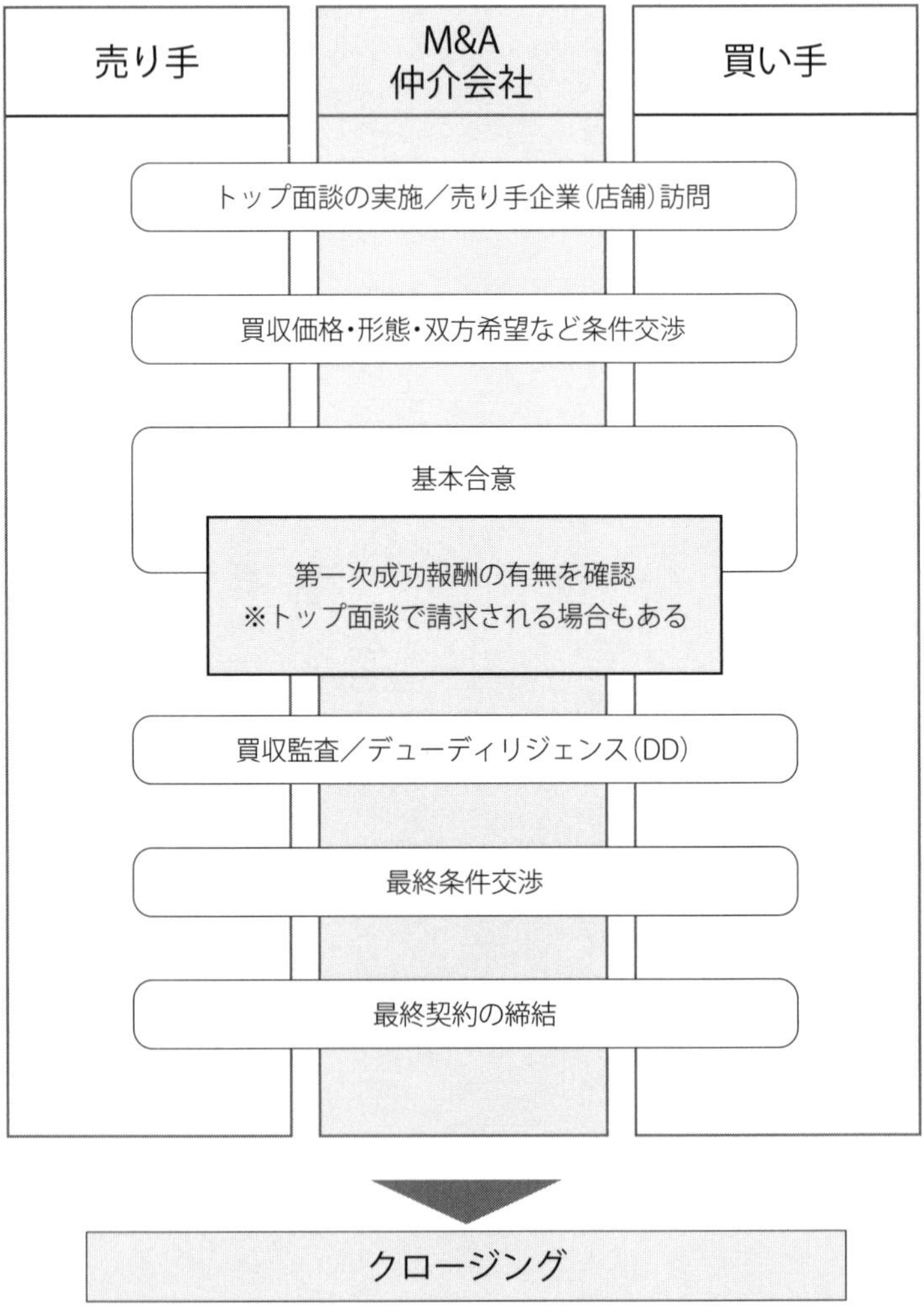

・デューディリジェンス（ＤＤ）

ＤＤでは、秘密保持義務を改めて設定します。基本合意とは異なり、こちらは**法的拘束力が生じる話に直結します**。ＤＤに携わる弁護士や税理士、会計事務所その他の第三者が漏れなく、秘密保持契約の範囲に入っている必要がありますので、注意してください。

ＤＤでのチェックを通過して、最終の条件・価格交渉で合意に至れば、ようやく最終契約の締結となります。最終契約書には売り手買い手双方が積み重ねてきた合意事項が全て条文となって明確化されています。

内容を慎重に確認してください。万一、売り手・買い手のどちらかが契約に違反した場合、相手方は損害賠償請求ができるように法的根拠に基づいた書式です。

最終契約の締結後、クロージングを迎えることでＭ＆Ａはようやく完了となります。クロージングでは、譲渡対価の支払いや受け取り、その他必要な書類の手続き、仲介会社への成功報酬の支払いなどが行われます。

最終契約の締結からクロージングまでは、一定の期間がかかることも覚えておいてください。

・仲介会社に支払う料金には何があるか

さて、何度も事前に料金を確認するようにお伝えしてきたので、仲介業者に発生する費用や手数料について説明しましょう。

■仲介業者への支払い名目

料金の種類	説明
相談料	仲介契約を結ぶ前の相談にかかる料金 無料または1万～2万円程度が目安
着手金	Ｍ＆Ａのアドバイザリー契約の締結時にかかる料金 無料から300万円程度が目安 Ｍ＆Ａ不成立でも返金されない
月額報酬	業務遂行の費用として毎月支払う料金 料金発生のタイミングや金額は会社によって異なるので注意 Ｍ＆Ａ不成立でも返金されない
中間報酬・第一次成功報酬など	多くの場合、基本合意時に発生する料金 金額も無料、一定額、成功報酬に対する料率制など会社によって異なるので注意
成功報酬（クロージング）	最終契約締結後に発生する報酬 主に以下の３種類があるが、会社によって扱いが異なるので注意 ＜レーマン方式＞ ①負債を含む移動総資産×手数料率 ②企業価値×手数料率 ③株式価額×手数料率
その他交通費・専門家委託費など	業務遂行にかかる経費としての実費 交通費、宿泊費、弁護士・税理士等報酬含む

右表にあるように、M&A仲介会社への報酬は相談から始まり、プロセスごとに相談料、着手金や中間報酬、第一次報酬、クロージングの成功報酬など様々な種類があります。他にも、交通費などの実費が請求される場合もあります。仲介会社の中には、契約成立後の成功報酬のみというところもあります。

仲介会社に支払う報酬は、会社ごとに微妙に異ります。大手の会社でも、着手金があるところないところがありますし、中間報酬については、売り手からは取らない会社、基本合意時には売り手、買い手に対して、一〇〇万~三〇〇万円を請求する会社とまちまちです。

成功報酬は多くの場合、「レーマン方式」と呼ばれる方法で計算されています。

例えば成功報酬欄の「②企業価値×手数料率」の計算方法であれば、基準となる企業価値の額を五億円以下、五億円以上一〇億円まで、一〇億円以上五〇億円まで、という具合に段階ごとに切り分けて、その段階に応じて五%から一%まで、一%刻みの手数料率を掛けて、それぞれの金額を全て合計した額が成功報酬になるという考え方です。

少し複雑に聞こえるかもしれませんので、次ページの計算式でイメージしてください。十五億円の案件の場合、一〇億~五〇億円の間だから三%か、ということではありません。五億円までの部分は五%、五億を超え一〇億円までの部分は四%、一〇億円を超え五〇億円までの部分が三%となるため、十五億円の案件の手数料は六〇〇〇万円となります。

ただし、**レーマン方式の基準となる企業価値の算出方法は複数あります**。先の仲介業者への支

■レーマン方式の目安

売買代金	料率
100億円以上	1％
50～100億円	2％
10～50億円	3％
5～10億円	4％
～5億円	5％

例）15億円の案件の場合

売買代金（億円）	報酬
15 14 13 12 11	5億×3% ＝1500万円
10 9 8 7 6	5億×4% ＝2000万円
5 4 3 2 1億円	5億×5% ＝2500万円

2500万円
+2000万円
+1500万円
＝<u>6000万円</u>

払い名目表内のように、①負債を含む移動総資産額に手数料率を掛ける「総資産レーマン」、②企業価値に掛ける「企業価値レーマン」、③株式の譲渡価額に掛ける「株式レーマン」があり、報酬額に大きな開きが出てきます。また、料率の階層も仲介業者によって任意に設定されていることもあるので、依頼している仲介会社に事前に必ず確認しておきましょう。

成功報酬を含め、支払うことになる手数料を見積もっておかないと、売買が成立したとしても、報酬を支払ったら手元にはわずかしか残らない、ということにもなりかねません。

参考までに弊社（リーディング）の料金システムを紹介させていただきます。我々の料金体系はというと、着手金なども不要で成功報酬のみとさせていただいています。仲介会社の最低報酬は一〇〇〇万～二五〇〇万円で設定しているところが多いのですが、譲渡企業側の最低報酬金額を二〇〇万円に設定しています。この金額は恐らく、業界で最安水準ではないかと思います。

■弊社「(株)リーディング」の報酬体系と料金表

株式・事業譲渡(M&A)支援サービスの報酬体系

当社の株式・事業譲渡(M&A)支援サービス(仲介方式)の報酬体系は、着手金・月額報酬が発生しない「完全成功報酬制」となっております。

報酬の種類	報酬金額（消費税別）	発生時期等
着手金	無料	―
月額報酬	無料	―
基本合意	無料	―
成功報酬 （クロージング）	「成功報酬総額(譲渡企業)の料率表」(最低報酬金額200万円)にて計算。	クロージング（取引完了）時

（注）上記以外に業務遂行に必要な実費(合理的な交通費、宿泊費、弁護士・税理士等の外部専門家への報酬等)について費用が発生する場合があります。

成功報酬総額の料率表

✓ M&A仲介会社に支払う成功報酬の算出方法について、M&A仲介会社の多くが採用する「移動総資産(=M&A取引価格+負債)」をベースに算出するレーマン方式(取引金額に一定の料率を乗じて算出)ではなく、「M&A取引価格」のみをベースに算出するため、よりリーズナブルな手数料体系となっております。

✓ 成功報酬の最低報酬金額について、多くのM&A仲介会社では1,000万円～2,500万円で設定されていますが、当社は譲渡企業側の成功報酬の最低報酬金額を200万円に設定しており、業界最安水準の料金体系としています。

弊社の成功報酬の料率表

成功報酬総額＝ A ＋ B ＋ C または200万円(最低報酬額・消費税別)のいずれか高い金額

	株式・資産の譲渡価格	料率
A	5億円以下の部分	5%
B	5億円超～10億円以下の部分	4%
C	10億円超の部分	3%

■成功報酬総額(譲渡企業および譲受企業)の計算の具体例

M&A取引価格	計算方法	成功報酬総額（消費税別）
4,000万円	最低報酬金額(譲渡企業)を適用	200万円
1億円	1億円×5%	500万円
2億円	2億円×5%	1,000万円
6億円	5億円×5%×1億円×4%	2,900万円
15億円	5億円×5%+(10-5)億円×4%+(15-10)億円×3%	6,000万円

料金体系はとてもシンプルです。もちろん一番最初の相談時にもきちんとご説明しますし、相見積もりをとっていただくのも問題ありません、とお伝えしています。

初めてのM&Aならば不安もあると思います。各社のホームページなどもチェックして、個別面談のときにその内容に齟齬がないかを確認されることをおすすめします。

・買収監査（DD）はなぜ必要なのか

ここでDDについて補足しておきましょう。

一般に投資家は、企業のリスクとリターンをできる限り正確に把握し、適正に評価しなければ投資判断ができません。M&Aにおける買い手企業にとって、買収は投資に他なりませんから、買収する前に対象企業を監査・調査を行う必要が出てきます。

この監査のことを「デューディリジェンス（(Due Diligenc)」と言います。

通常、DDは基本合意の後に行われます。基本合意書には法的拘束力がありません。にもかかわらず、なぜ基本合意するのか。先にお伝えしたように、DDに進むためなんですね。

DDをせずに、最終契約締結後に売り手企業の問題が見つかると、買い手企業は損失を被ることになります。そうした不利益や問題点をなくすために、最終契約の前に売り手側を調査する必要が出てくるのです。

■基本的なデューディリジェンスの種類

種類	説明	担当
ビジネスDD	ビジネスについての把握、事業計画、売上や収益の見通し、事業統合に関するリスク評価等。	経営コンサルタント 税理士
法務DD	会社に法的な問題点等がないかを基本事項(商業登記・許認可・取引関係・訴訟など)を総合的に調査。	弁護士
財務DD	実態純資産、収益力、簿外債務の有無、キャッシュフローの実状の把握。	公認会計士 監査法人

そのためにも、売り手側はＤＤが円滑に進むように調査に協力しなければなりません。

・ＤＤの種類

ＤＤの内容は業種により多岐にわたりますが、基本となるのは次の３つです。

一．**ビジネスＤＤ**：その組織や事業計画、売上げや収益見通しなど、財務活動の調査になり、税理士などが担当します。

二．**法務ＤＤ**：会社運営や事業、取引関係、各種法令に照らして事業実態に法的リスクがないかなど、総合的に調査するもので弁護士が行います。

三．**財務ＤＤ**：財務的リスクを把握するための調査で、税理士や会計士が担当します。

調剤薬局の法務ＤＤでは、「契約関係や取引状況や取引先自体に法的問題はないか」「薬機法や薬剤師法など、薬局関係法令、ガイドラインに違反はないか」「実は訴えられる可能性を抱えていたりしないか」などを、弁護士が総合的にチェックします。

財務ＤＤにおいては、買い手側の税理士や会計士などの専門家が本社や薬局まで出向いて行うケースが大半です。薬局Ｍ＆Ａで大変重要なのは、この財務ＤＤです。

財務諸表はもとより、決算書や総勘定元帳、領収書や納品書などの証拠書類のチェック、税法、会社法などに則った取引がきちんと記録されているか、いわゆる「簿外」の債務や資産など、不安要素が潜んでいないかを全て洗い出すことになるからです。

ＤＤで要求される資料は段ボールで何箱にもなります。さすがにＭ＆Ａに慣れていないと、ちょっとややこしい話かもしれません。

薬局の場合、売り手は中小企業のオーナー企業が多く、パパママ薬局だったりもします。経費など、プライベートな部分で公私混同していたりするケースもある。また、経理に関しては全て社長自身が担っており、他の社員はよくわからないというケースもあります。そういう場合は、買い手の税理士が登場してきます。経営上、問題があるのであればその実態をどう洗い出していくか。

買い手はその買収が正しいかを様々な方法で判断するわけです。

売り手が正直に、懸念されることや不安要素を開示して、各専門家にしっかりレポートしてもらうこと。それが売り手・買い手が成約に向けてお互いに信頼関係を育むことにつながります。

売り手は初めての売却、買い手は独立を目指す薬剤師、といったケースではアドバイザーがしっかりとＤＤの助言をしたり、専門家を紹介したりする必要があります。アドバイザーの経験が少ないと、ここでトラブルが起きやすくなります。

そもそもＤＤというものは買い手がどこまでやるか次第です。中には「ＤＤなど必要ない」という買い手もいます。売り手の社長と面談したら、もう必要はないという剛胆な決断。「あの社長は嘘をつく人物ではない」という眼力をお持ちの社長さん。ただし、そんなことはまれです。

買い手がファンドだったり、大手企業になると話は違います。お察しのとおり、財務ＤＤはかなり細かくなってきます。

彼らにすれば、投資家や株主の不利益になるような要素をつかまされないように厳密な調査が入ります。当然、想定外の問題が出てきたりすれば価格交渉にも影響しますから、ＤＤが広範囲かつ詳細なものになるわけです。

とはいえ、Ｍ＆Ａ仲介をする現場の立場から言わせてもらえば、完璧なＤＤなんてあり得ない。専門家であっても「この会社なら未来永劫、絶対に問題なし！　完璧案件ですよ」などと断言できるわけがありません。

例えば、台湾の鴻海に買われたシャープのような優良企業でさえ、買収後には何らかの埃が出てきました。

ＤＤというものは、とことんやったとしても何らかの埃は出てくるもの。それでも買い手が本当に納得するまでやってもらうしかない。そう決心することが重要だと思います。

・条件交渉においては、どちらが優位か

我々のような仲介業者から見ると、最初は売り手が優位で進んでいくケースが多いと言えるでしょう。まずは、売りたい側の希望や条件を最初に聞いた上で、マッチングしていくという流れになるからです。

仲介担当者は、売り手の希望を叶えることにフォーカスするので、買い手も、売り手の条件に譲歩したりすることが多い。

しかし、交渉の力関係が変化するターニングポイントがあります。

一番多いのはお互いの最終条件をすり合わせた最終契約の締結後。売り手とすれば、売却することがほぼ決定したということを従業員やお客様、取引先などの関係者一同に開示します。

ここから、いよいよクロージング迎えることになりますが、そのタイミングで買い手が優位に立ち始める場合が多いのです。その時点で売り手側はもう、後には戻れないということになるわけですから。

一方、買い手はこの段階ではＤＤも終了し、契約を結んだ状態ではあるものの、まだその後に

■株式譲渡と事業譲渡

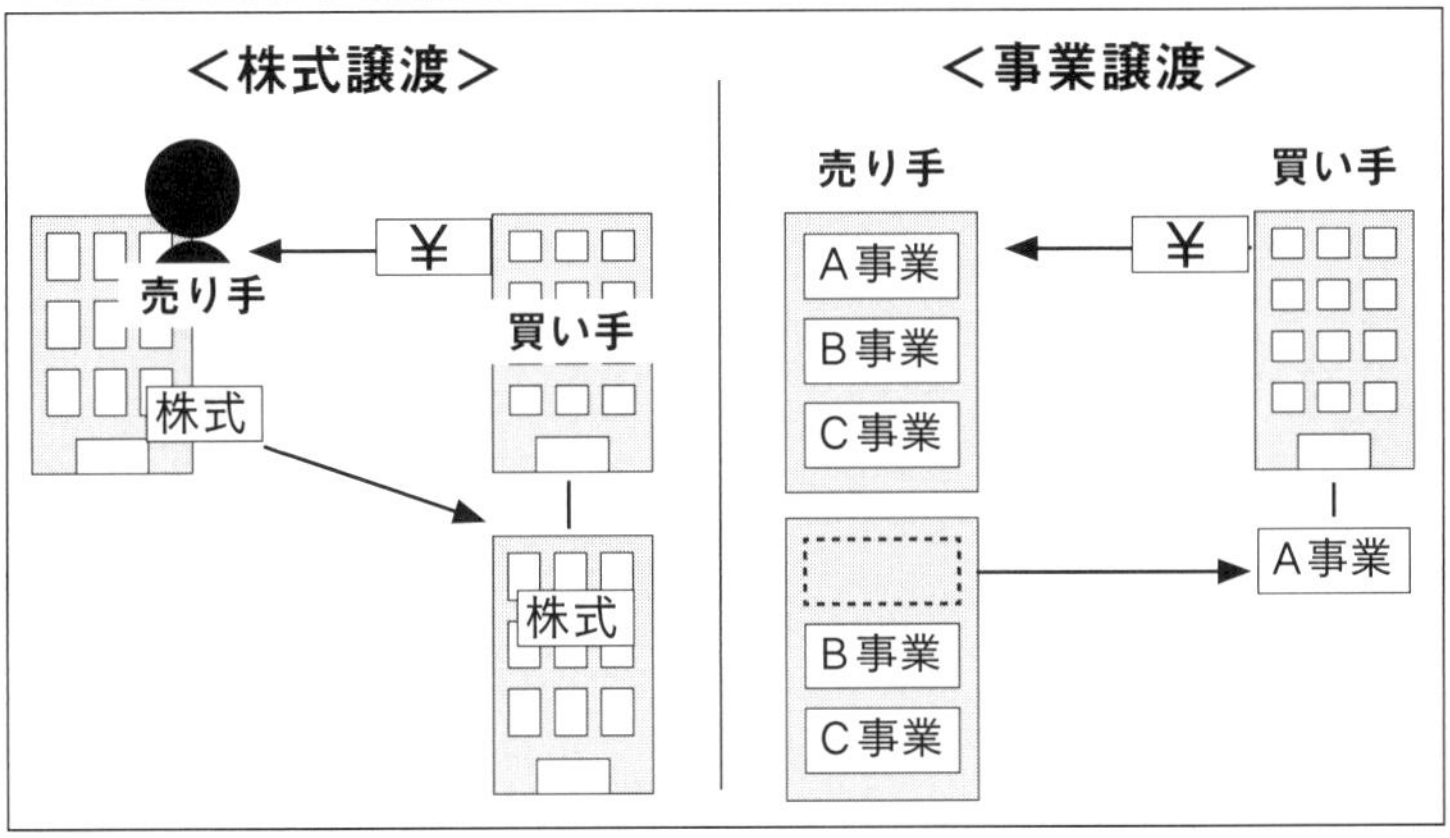

も想定外のことが起きたりします。なので最終契約書面は、契約締結後でも契約を解約できる内容になっています。

売り手側にとっては、再交渉や再確認を求められたりすることもあるので、買い手が優位に立っていくわけです。すなわち、最終契約前後で立場が逆転するんですね。

この件については、最終章に登場いただきます西浦誠二さんのＭ＆Ａ体験が参考になると思います。

Ｍ＆Ａとは最後の最後まで、何が起きるかわかりません。

株式譲渡と事業譲渡——譲渡後の会社とのかかわり方

Ｍ＆Ａにおける譲渡の方法には、大きく「株式譲渡」と「事業譲渡」の二つがあります。

「どちらがお得ですか?」などと聞かれたりするのですが、一概には言えません。売り手・買い手の立場や状況によっても異なるからです。ここでは、それぞれの主な特徴やメリット、デメリットや注意点について解説していきます。

なお、税の取扱いは会社や個人の状況によって異なります。実際の税務に際しては、必ず税務署や税理士、会計士にご確認ください。

・株式(一〇〇%)譲渡

株式譲渡は、譲渡企業の株主から保有株式の譲渡を受けることで、その企業の経営権を取得することです。譲渡側(売却側)が非上場の中小企業に多くみられる手法です。

〈主なメリット〉

株式譲渡の主なメリットの四つがあります。

①会社の持続性
②シンプルな事務手続き
③譲渡対価

④税金

それぞれ説明していきましょう。

①会社の持続性

売り手にとって株式譲渡の大きなメリットは会社の持続性、つまり新しい経営者のもと、自分が育てた会社が残せることでしょう。買い手企業のホールディングスに売り手の会社をそのまま迎え入れ、子会社化するイメージです。最近では、あえて社名を変えずに旧社名のままで会社を残すケースも多くなっています。

買い手側に立てば、許認可や仕入れ先との契約、取引先や顧客、そしてその会社のブランド力をそのまま、新たな戦力として取り込めることがメリットです。

こうした株式譲渡による企業買収は上場企業では多く用いられる手法です。企業のホームページの「沿革」などに、譲り受けた会社名が掲載されているのを見たことがあるかもしれません。会社名を残すことで、その会社の従業員や技術が自社の強みであることを表しています。

薬局のＭ＆Ａであれば、それまで育んできた地域の病院や患者さんたち、卸会社などの取引先からの信頼も引き継ぐことができます。

売り手にとっては、これまでの苦労が報われる思いがするでしょう。

②シンプルな事務手続き

売り手の会社がそのまま残るので、事務手続きの多くが比較的簡便です。

例えば、譲渡側が「株券不発行会社」であれば、株式の譲渡手続きは、株主名簿を新たな株式の所有者氏名に書き換えるだけで済んでしまいます。

ただし、二〇一六年四月の会社法改正前に設立されたような「株券発行会社」では株券の発行し直しが必要になりますから、注意してください。

その他、店舗や会社が入居しているビルの賃貸契約書や銀行口座などの手続きは、代表者氏名の変更など、最小限の事務負担で済むことが多くなります。社員・スタッフと新たに雇用契約を結ぶこともありません。

③譲渡対価

株式を譲渡した対価は、売り手側の株主が受け取ります。つまり、株式譲渡では売却益が基本的に個人（株主）に入ります。

後に解説する「事業譲渡」は、譲渡の対価が会社に支払われるので大きく異なります。リタイアの資金や新ビジネスの起業資金など、まとまった金額が必要であれば株式譲渡が向いています。

しかし引き続き、定期的な収入が必要ならば事業譲渡も含め、そのほかの戦略も考えておく必要があるでしょう。

■譲渡にかかる税率

	売り手	買い手
株式譲渡	20.315％	0％
事業譲渡	法人：29～42％ 個人：所得税	10％

この点も、西浦氏の体験談はそのヒントになると思います。

④税金

税率だけで比べた場合、株式譲渡のほうが事業譲渡よりも低くなります。

非上場の中小企業経営者（個人）が、保有する株式を譲渡する場合、二〇二二年現在、譲渡所得の税率二〇・三一五％（所得税一五％、住民税五％、復興特別所得税〇・三一五％）で、申告分離課税になります。「譲渡所得」とは、譲渡価格から必要経費を引いた金額です。必要経費は仲介業者に払う委託手数料や、会社設立時の資本金、株式を取得するために要した資金などです。

なお、法人の株式譲渡による所得に対する税率は、二九～四二％程度です。会社の規模や年間所得、事業年度などによって税負担が変わりますので、税理士に確認されることをおすすめします。

譲受側、つまり買い手側の支払いには税金はかかりません。

事業譲渡の場合は、支払った対価（土地代等を除く）に一〇％の消費税が上乗せされますから、税率の面では株式譲渡に分があります。

株式譲渡でも事業譲渡でも同じ程度の買収効果が期待できるなら、買い手側も株式譲渡の方がお得になるわけです。

〈主なデメリットと注意点〉

株式譲渡は、売り手から経営権を丸々譲受するため、**デメリットは買い手側に多くなります。**会社を丸ごと受け入れるということは、負債なども引き継がれます。想定外の簿外債務や、不利な契約、隠れた訴訟などのリスクも丸ごと受け入れることになるのです。これらは財務諸表や証拠書類などを見ただけではわからない部分なので、先のＤＤでしっかり精査することが非常に重要になるわけです。

また、取引先との契約や賃貸借契約にチェンジオブコントロール（ＣＯＣ）条項が含まれていないかも注意してください。

ＣＯＣ条項とは、Ｍ＆Ａなどで経営者が変わった場合、取引先との契約が解除されたり、不利な条件が付されるような条項です。薬局であれば、薬の卸会社や機材関係企業との取引に影響するかもしれません。

ＣＯＣ条項付き契約の存在を見落としたばかりに、事業の障害になってしまわないように、やはりＤＤをしっかりと行う必要があるでしょう。またＭ＆Ａに不慣れな業者だったり、経験の少ないアドバイザーは、イレギュラーに気づかないこともあります。見落としがないよう、注意してください。

また、株主が複数いる場合は注意が必要です。

これは以前、我々がかかわったM&Aでの話です。

譲渡側は株券発行会社で、複数名の株主がいました。経営者本人以外の株主は知人で、全員が「赤の他人」。株主全員から株券を全て回収する必要があるのですが、取りまとめに時間がかかり、M&Aのスケジュールが大幅に遅れたことがありました。

昔は、株式会社の設立には二名以上の株主が必要だった時代があったんですね。

株主が複数いる場合、株式譲渡のハードルが上がりますから、念のため確認してください。

・事業譲渡

事業譲渡は、経営権が丸々移行する株式譲渡とは異なり、特定の事業のみ、または事業全部を譲渡する手法で、法人格は残ります。事業には、その事業運営に必要な資産・負債、契約なども含まれます。譲受側（買い手）にとって有益な事業資産のみを取得できます。

薬局の経営者は、薬局だけでなく、他の事業を展開している方もいます。例えば、介護関係や保育関係など、福祉関係施設を運営している方もいます。それら全ての事業が好調なら良いのですが、リソースが限られる中、事業の「選択と集中」が生じてきます。

そうしたときに「この事業こそ、当社が欲しかった事業だ」という買い手が現れたら事業譲渡が成立するというわけです。

〈種類〉

・一部譲渡

事業の一部のみを譲渡することです。採算事業に集中したい場合や継続したい事業を残して売却したい事業のみを切り出せるため、事業の選択・注力することができます

・全部譲渡

行っている事業のすべてを譲渡することです。法人格は残したまま、現在の事業はすべて譲渡して、新事業を始めることなどができます。

〈主なメリット〉

・譲渡（売り手）側

経営する会社はそのままに「事業を譲渡することで、対価が受け取れる」ことになります。譲渡益で自社の経営状態の改善に充てることもできますし、他の事業への投資に充てることもできますよね。

また、会社を資産整理会社として存続させることによって節税効果が生まれる場合もあります。ある事業を一億円で事業譲渡したとしましょう。

その一億円は、企業にとってその期だけの臨時的収入、つまり「特別利益」です。とすると、法人税率が三〇％かかりますから、三〇〇〇万円を納税することになります。ですが、同時期に会社として大きな経費を払う必要があれば、結果的に損益通算で税額が安くなるわけです。

例えば、事業に使う社用車の購入や新事業のための設備投資、賃貸物件の社有化、等々。事業にかかる必要な経費を効果的に使うことがポイントです。

・譲受（買い手）側

本来なら、莫大な資金、時間のコストをかけて準備しなければならない新事業や、強化したい事業をすぐに手に入れられることが最大のメリットですよね。ノウハウを持った即戦力人材も事業ごと採用できるなら、経営計画上の大きなアドバンテージになるでしょう。

また事業譲渡では基本的に営業権、固定資産、流動資産を譲り受けるのですが、実はその三つ全てを買う必要はありません。それらを切り分けて、別々に譲渡契約を結ぶことができるのです。

つまり、「必要な事業の要素」だけ手に入れて、負債は受け取らないことも可能なわけです。「会社丸ごと、リスクも丸ごと」の株式譲渡との大きな違いですね。

〈主なデメリットと注意点〉

・譲渡（売り手）側

先に挙げた四つの株式譲渡のメリットと比較して考えてみましょう。

①会社の持続性

法人格が残ったまま事業の「選択と集中」ができるので、これは問題ありませんね。

ただし、譲渡後に同種の事業を再度行うことには制限があるので注意が必要です。

会社法では「競業避止義務」として、事業譲渡を行った際は譲渡した事業と同じ事業を、一定の期間・地域で行わないようにする義務を規定しています。期間は原則二〇年間です。

譲渡側にはこれまでのノウハウなどがあるため、譲受企業を保護することを目的としています。

②事務手続き

株式譲渡に比べて手続きは複雑で、その分時間を要します。該当事業を譲渡するにあたり、資産・負債のみならず人材や各種契約などについて、事業譲渡契約を締結する必要があります。譲渡対象が多かったり、大きかったりする場合は、かなりの手間と時間になるでしょう。

また現在の取引先や該当事業に所属する従業員は、譲受企業と新たに契約を結ぶことになるため、事前に説明・了承を得るのが一般的です。

また、事業譲渡には株主総会の特別決議が必要になります。

③譲渡対価

事業の売却のため、譲渡益は会社に入ります。ここが株式譲渡との大きな違いです。

④税金

譲渡益には法人税が発生します。法人税率は一般的には約三〇～四〇％前後で、株式譲渡の税率二〇・三一五％より高いですよね。

さらに、経営者など個人の懐へ還流するときには「経費」や「退職金」、役員であれば「役員報酬」、株主であれば「株主配当」といった形になり、追加の税負担が生じます。金額はともかく、税負担で考えるなら、この中では退職金が一番有利かもしれません。

例えば、退職金が一億円だとしたら、退職所得控除、所得税・住民税の課税を考えても手元にはおおよそ八二〇〇万円ほどが残る計算です。所得税で二〇％程引かれる株式譲渡よりは若干有利といえるでしょう。

「配当」の場合はかなり微妙です。経営者は大口株主でもありますので、非上場株式の配当金としてお金を受け取った場合は確定申告で総合課税の対象になります。

また、役員報酬の場合は所得税の他、社会保険料なども差し引かれます。

手取りを考えればやはり退職金ということになりそうです。退職金で受け取ることを計画するなら事業譲渡が良いかもしれません。

こうしたスキームや税金についても、仲介アドバイザーや税理士に相談すると良いでしょう。

・**譲受（買い手）側**

手続きなどの負担が大きいのは間違いありません。特に大きいのは、契約関係においてです。例えば、取引先との契約、薬局であれば卸会社との契約の他、電気・水道・ガス、レセコン、分包機メーカーや代理店、リース会社、警備会等の契約主体者が変わります。

全ての契約がまき直しになるので、手続きが煩雑となります。これらの事務負担は、M&Aのスケジュールの遅れだけでなく、場合によっては譲渡に影響しかねません。

契約の手続きとしては、まず売り手側から契約先に契約主体者が変わることを説明してもらい、了解を得た後、買い手が各先を訪問して契約変更を依頼することになります。売り手と買い手双方が協力しなければならない作業です。

また事業譲渡では、土地や有価証券などの非課税資産を除いて消費税がかかります。のれん代にも課税されますのでご注意ください。

以上からも、事業譲渡の負担はやはり、買い手側の方が大きいように思います。

・**薬局M&Aでは事業譲渡が多い**

薬局のM&Aは統計などからも、事業譲渡のほうが圧倒的に多い。

薬局はそもそも店舗ビジネスです。複数の店舗を持っていれば、特定の店舗を一つの事業として切り分けて譲渡できます。これは、美容院や飲食店と考え方は同じで一店舗ごとに価値が付けられることが理由でしょう。

買い手としても「条件の良い、欲しい店」に絞って交渉できるわけです。

しかし事業譲渡は、株式譲渡よりどうしても税金が重くなり、経営者が直接お金を受け取れません。我々が実際に携わった薬局Ｍ＆Ａの事例では、事業譲渡を株式譲渡に変えるために会社分割を使いました。

売り手と買い手が協議したのち、まずは複数店舗のうち譲渡対象になる一店舗を別会社に分割しました。その株式を買い手が対価を払えば「株式譲渡」になります。

受け皿には新会社を設立するとか、休眠している会社を使うなどの方法があるでしょう。将来、店舗の一つを誰かに受け継いでもらいたいと考えているなら、なるべく早く、計画的に店舗を別会社化しておくことをおすすめします。

これまで見てきたように、株式譲渡で売却するメリットは結構大きく、大企業Ｍ＆Ａでは株式譲渡が主流です。

一方の事業譲渡では、買い手は事業を選んで買収できること。売り手にとっては会社にお金が入るものの、退職金として受け取れば手取り額を大きくできることがメリットです。

■株式譲渡と事業譲渡の主なメリット・デメリット

株式譲渡	メリット	
	○	□ 譲渡後も会社を存続させることができる □ 事業譲渡より手続きが簡便であることが多い □ 売り手：譲渡所得の税率が安い（20.315％） 株主個人にお金が入る □ 買い手：株式購入で消費税がかからない
	デメリット	
	×	□ 売り手：株主が複数いる場合、全株主との調整や手続きに時間がかかる □ 買い手：海外債務や負債、不利な契約を引き継ぐリスクがある

事業譲渡	メリット	
	○	□ 売り手：事業整理、残したい事業や本業に集中できる 資産管理会社化して節税に使える □ 買い手：必要な事業、欲しい事情のみ選んで引き継ぐことができる
	デメリット	
	×	□ 売り手：法人税の実効税率が約30％で税金が株式譲渡より高い 会社にお金が入る（個人が自由に使えない） □ 買い手：譲渡前の契約がすべてやり直しになるため、手続きが煩雑になる

税金の話をすると、結局、一番税率が低いのは退職金なんですね。

なので、税金に関しては、①退職金、②株式譲渡、③事業譲渡の順番で覚えておけば良いでしょう。

なお、事業譲渡は事務手続きが煩雑ではありますが、薬局Ｍ＆Ａに多い方法ですから、具体的な手続き方法も含めて、押さえておいてください。

漏洩防止に専任契約？

・専任契約か非専任契約

Ｍ＆Ａのフローの説明では、売り手側、買い手側ともに、仲介会社とアドバイザリー契約を結ぶことを前提にお話ししました。

アドバイザリー契約は、Ｍ＆Ａに役立つアドバイスの助言や提言、手続きなどのサポートを受けるための業務委託契約ですが、大きく専任契約と非専任契約に分けられます。

専任契約とは、「その仲介会社だけをＭ＆Ａのアドバイザーとして使うことを約束します」というものです。

一般に仲介会社の多くは顧客と専任契約を結びたがることが多い。

それもそのはずで、我々のビジネスは成功報酬がほとんどです。いくら任せてもらっても、クロージングまで行かないと成功報酬をいただけません。顧客のために動いたはいいが、タダ働きだったみたいなケースは非専任ではありがちなのです。そのリスクを下げるために、どの仲介会社もアドバイザリー契約では専任を求めたがる傾向にあります。

これが本音です。ですが、専任契約をすすめるときによく建前として使われるのは「情報漏洩リスク」です。

売り手としては、複数の仲介会社に動いてほしいと思うことでしょう。その方が買い手候補の情報を広く集め、条件が比較できるというメリットがありますから。ですが同時に、仲介会社の誰かが売り手の様々な情報を漏らしてしまうリスクもあるわけです。

M&Aの話を従業員や取引先に伝わってしまう可能性もゼロではない。誰が情報を漏らしたのかを突き止めるのも難しいでしょう。

そこでアドバイザーは「専任契約を結び、漏洩リスクを減らしましょう」と顧客にすすめるのです。

専任契約のほうが情報漏洩防止につながり難いというのは事実です。しかし、情報というものは、漏れるときは漏れるものです。

買い手側に付いたアドバイザーに問題があるケースもあります。

例えば、A社という会社を買おうと考えているB社が、ある仲介会社のアドバイザーを専任にして情報収集に当たらせた。そのアドバイザーはA社と取引ある会社の営業担当に接触して情報を引き出そうとするわけです。すると、接触された営業担当者が「あなたの会社を調べている人がいる」などと忠告する。実際、それで情報が漏れてしまうことがあるのです。

仲介業者とアドバイザーの質や対応によっては、秘密が保持されなくなってしまうこともある。専任契約を結んだとしても、知る必要のない人にセンシティブな情報が伝わっては身も蓋もありません。専任契約は必ずしも情報漏洩に繋がらないということも覚えておいてください。

また売り手の中には専任契約にしばられて、「この業者としかM&Aの話ができない」と困っている方もいます。これは、契約書に「他のM&A仲介業者に依頼しない」という内容の条項が入っているからなんですね。

顧客とすれば当然、他の仲介業者や専門家の意見も聞きたいでしょうし、他社の手数料だって知りたいことでしょう。

そこで、アドバイザリー契約を締結するときの工夫をいくつかお教えします。

一つめは、期間を短めにすること。専任契約で縛られないように、例えば契約期間を三カ月更新にするなど、短めにする方法があります。

二つめは、他の仲介業者や専門家の意見を求めることを妨げない旨を、契約書に明記する方法です。

三つめは、中途解約ができる条項を盛り込む方法です。そうすれば、契約を解約する旨を記載した用紙一枚で終わりです。意外と専任契約自体の効力は弱いのです。

専任契約というものは、「この仲介会社とアドバイザーは、最初から最後まで面倒をみてくれる特別な存在」というプレミアム感を売り手や買い手に与えるのかもしれません。しかし、専門性が低い仲介会社と専任契約を結んでしまうと、後々、問題が出てくる場合も多いのです。

仲介業者として運営していく以上、クライアントを囲いこみたいという気持ちは分かります。ですが、そのクライアントにとって最適なM&Aの結果をもたらすことよりも、契約で縛ってしまうのはアドバイザーとしては正しくないことだと思っています。

我々は相談時点から「どうぞ、他の仲介業者と比較してください」と申し上げ、専任契約を前提にしてはいません。その方が売り主さんが安心して比較検討して、納得したうえでM&Aを任せていただけるからです。

紹介先はどの仲介会社も似たり寄ったり

専任・非専任にかかわらず、「仲介会社やFAが連れてくる買い手候補は同じだったりする」というお話です。冒頭でも述べましたが、買いたいニーズがあって一定の条件を出せる会社というのは、やはり数社に限られてしまうものです。

前述したように、一億円出してくれそうな一〇社を当たるよりも、一・一億円を出してくれそうな会社に直接アプローチしたほうが早いわけです。そうなると大きい案件であれば、候補に挙がるのは業界ではみんなが知っている買い手になるのは明白です。

どの案件でも共通しているのは、「売り手の規模感による買い手の傾向」です。売り手が大きい会社であれば買い手はたいてい大手企業や中堅チェーンであり、規模が小さければ小規模な企業か個人が買い手でしょう。

仲介業者のネットワークもある程度、重なります。例えば、あの地域であの規模であれば買い手候補はあの企業あたりだろう、と紹介先はどの業者も一緒になる。

Ｍ＆Ａにおけるマッチングとは、実際にはそういうものなんです。

紹介先はどこも似たり寄ったりにもかかわらず、専任契約で顧客を縛り、売り手・買い手の両方から二五〇〇万円ずつの手数料を取っているのです。

だからといって、どのアドバイザーに頼んでも結果は一緒というわけでもないのが難しいところかもしれません。

Ｍ＆Ａはアドバイザーの場数、経験値がものを言う世界です。Ｍ＆Ａの実務経験が豊富で、クライアントの現状と希望をきちんと理解し、それにそった戦略などを提案できるアドバイザーであれば、会社同士・経営者同士の相性もつかめるだけでなく、考えうる展開やリスクも踏まえた助言ができるはずです。そうすれば不安も事故もなく、クロージングが迎えられるでしょう。

・買い手の情報をどこまで知っているかが鍵

「大手調剤のA社が敷地内薬局をやるようだ」
「○○県○○の薬局を欲しがっている」
「大手調剤のB社がA社と同じエリアで店舗展開を計画している」

世間話程度の情報を、仲の良い人から聞いたりすることがあります。もちろん情報漏洩とかではありません。この業界にいれば、「これくらいの規模の薬局であれば、紹介先はあの大手調剤だな…」と、おおよその目途がつきます。もちろん、他の仲介会社でも同じことを考えているでしょう。

実際に相談された場合、我々は他の大手調剤や中堅調剤などの紹介先をいくつか想定します。そこからが勝負どころなんです。

該当地域にいる知り合いや大手調剤の担当者、同業他社の知り合い、卸会社の関係者との連携やリレーションがしっかり取れていれば、「この薬局にはあの中堅調剤薬局を紹介するのがベストだ」という判断ができます。

関係者との信頼関係や、彼らから得られる情報が判断の重要な根拠になっているわけです。

M&Aとは、兎にも角にも、唯一無二の商品を買い手に提案しに行くわけです。

それに加えて、買い手となる会社の経営戦略から具体的な計画、方針や進捗状況などが説明できることなどは、我々にとっては当たり前なのです。

売り手の「買われたいニーズ」を引き出して、買い手に要求する条件を引き上げることもできます。そうすれば、我々の提案が双方にとって、より具体的で確実なものになっていくわけです。

・処方元クリニックの内情も把握しているか

薬局M&Aの場合には、やはり、ドクターとの関係がとても大事になってきます。実は近隣の病院やクリニックの後継者問題も、薬局のM&Aに大きく影響しています。

近隣病院の院長は若いドクターだとか、後継ぎになるお子さんがいるとか、息子さんは医学部に進んで父親と同じ科目の医局に入ったとか。まるでご近所の噂話のようですが、**ドクターのこうした状況が薬局の価格に反映する**わけです。つまりアドバイザーにとって、それらはとても重要な情報です。

例えば、処方元のドクターは内科専門の七〇代。娘さんは医者だけれどクリニックを継ぐ予定はない。という状況であれば、クリニックの存続が危ぶまれます。結果、門前薬局の価値が大きく下落するわけです。

けれど、「息子さんが同じ大学、同じ内科の医局にいて、近々、地元に戻ってきそうだ」となれば、門前薬局の価値が大きく上昇するという構図です。

医薬分業、医療機関と薬局は独立している必要があるのですが、実際には医療機関の状況と後継者の見通し次第で薬局の浮沈が決まる関係にあるのです。

・訴訟やトラブル

M&Aの仲介業者は、いろいろな訴訟を抱えるリスクがあります。これは、悪質な業者だからというわけではありません。「そんなことは聞いてなかった」「買ってみたらこうだった」などの理由で、のちのち買い手から訴えられることがあるのです。

ただし、どの仲介会社もアドバイザリー契約書などでは「売買の最終的な判断は、あくまで双方の自己責任、当社は責任を持ちません」という趣旨の免責条項を明記しています。

コンプライアンス違反をしていることを売り手自身が正直に申告せずに最終契約したことが判明したら、譲渡契約が白紙になるどころか損害賠償を求められても当然です。売り主だけでなく、仲介会社とアドバイザーの責任が問われる可能性もあります。

万一、その違反をアドバイザーが知っていたなら、買収判断に重大な影響を与える重要事項を買い手に伝えるのを怠っているのですから。その責任は免れません。

不動産業者に、事故物件の告知義務があるのに似ているかもしれません。売り手の不利益になる可能性がある情報は、必ず告知する責任があるのです。

高いコンプライアンスの意識と知識はもちろんですが、売り手や買い手の何気ない会話の中から「注意情報や重要事項」を聞き逃さない能力も必要です。特に慣れていないクライアントだと、どれが伝えるべき情報かの判断がつかず、漏れてしまうことがあります。それらをきちんと引き出すことも大切です。

アドバイザーは三六〇度、全方位に目を配り、気を張ることが基本だと思っています。その覚悟と能力が必要になります。M＆A仲介のアドバイザーとは、そんな仕事だと思うのです。

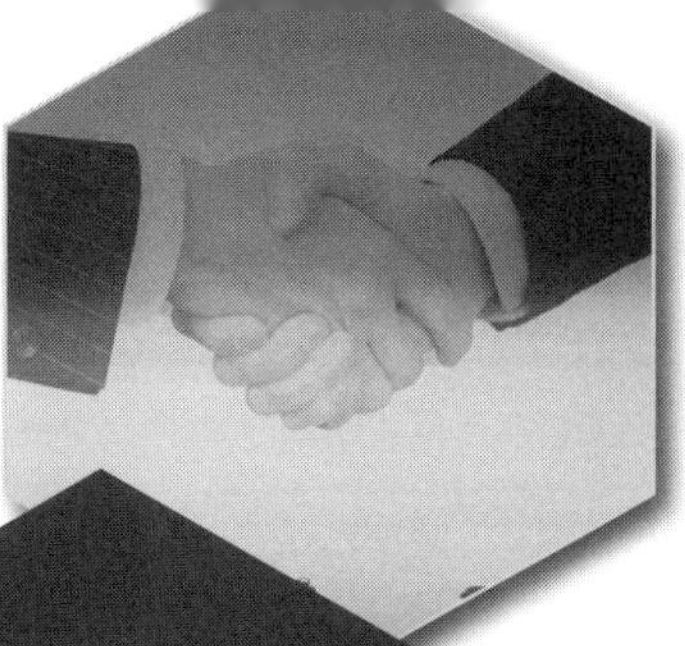

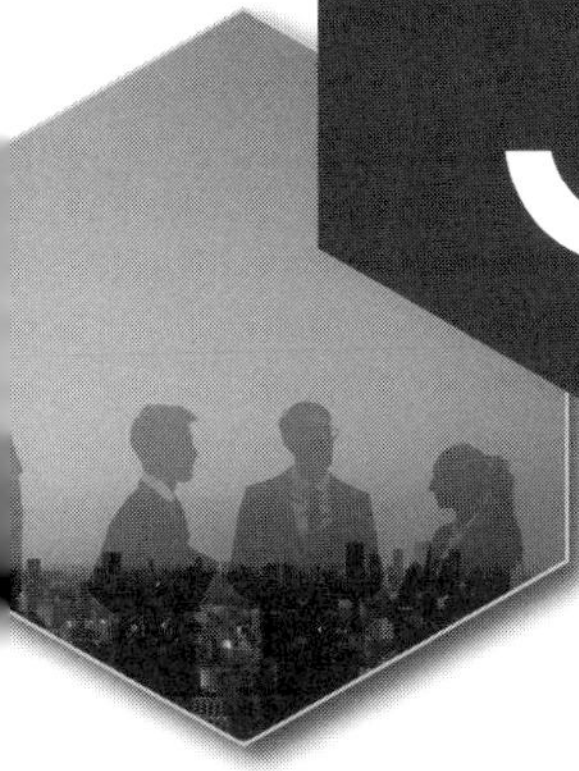

3

薬局M＆A その成功と失敗の実例

本章では、我々が仲介のお手伝いをさせていただいている中で見聞きした、実際に起きた事例をご紹介したいと思います。

M&Aはブラックボックスが多いゆえの未知の世界……。

仲介業者しか知りえない体験や、実際の売り手、買い手のエピソードを参考にしてください。

事例(1)

・売り手：年商一〇〇億円規模の会社経営者
・買い手：五割増しで買う会社？
・経緯：事業の一部譲渡による売却希望

「連れてきたのは仲介会社が付き合いたい買い手」

二〇二一年の春、東京都内での出来事です。

売り手は地方の年商一〇〇億円規模の会社経営者。会社の一部を切り売りして譲渡したいとの依頼を受け、M&A仲介をしました。売り手にとって一番良い条件を引き出し、ふさわしい会社（買い手）を自信を持っておすすめしました。

ところが、その方から「別の仲介会社が推薦する買い手候補の方が、五割高い金額で買ってくれるらしい。申し訳ないが御社の提案を断りたい」との連絡を受けました。

我々は、売り手、買い手の顧客満足を一番の目標にして、双方にとって最適な条件を導くために動いています。そうした動きには自信がありますし、これまでの経験値と情報ネットワークは誰にも負けないという自負があります。

これまでのリサーチ等からも、五割増しの価格提示は絶対にありえないと確信していたので、買収意欲の高い買い手候補先に順番にあたり、本件への買収意向の有無や評価額について一社一社、確認していきました。

その結果、五割増しという強気の価格提示を示す買い手などどこにもいない。それどころか買収意欲を持つ企業も多くはないということが分かりました。

その経緯を次のように一覧表にまとめ、売り手の社長にお伝えしました。

Ａ社　一億円での購入希望
Ｂ社　そのエリアは候補にないとのこと
Ｃ社　一億円での購入希望

というように…。

買い手候補の中には、売り主が他社から推薦の「五割増しで買う」という会社も入っていたようですが、実際の回答は五割増しどころか、「二割引きでも厳しい」と断りがあったのです。なので、そもそもそんな価格を提示するはずがありません。

この報告を聞いた社長は、「信じたくはないが、あの仲介会社は案件を他にとられないように嘘をついていたのか」と残念がり、その仲介他社に断りを入れ、弊社が提案した買い手先に売却することになりました。

売り手の社長は、「少しでも良い条件で売るチャンスを失うかもしれなかった」と後日仰っていました。

事例(2)

・売り手：中国地方の薬局経営者
・買い手：一社だけ？
・経緯：売却

「ロングリストの買い手は一社だけ？」

中国地方のある経営者は薬局の売却を検討していました。そこで、大手M&A仲介会社にマッチングを依頼することにしたそうです。

早速、担当のアバイザーが訪ねてきて、ロングリストと呼ばれる買い手候補一覧を見せて、「ここに載っている全ての買い手候補に打診してみます」と約束しました。

その後しばらくして、アドバイザーから報告を受けたそうなのですが、「一番強い買い手は、○○社しかありませんでした」との結果だったそうです。売り手の経営者は「ロングリストの買い手候補全てに当たってくれたのだから」とひとまず納得したそうです。

しかし、後になって「一社だけ」という回答に不自然さを感じた社長は、他の仲介会社にも買い手探しを依頼することにしました。

その仲介会社も似たようなロングリストで買い手企業候補に打診してくれたのですが、その報告では、先に依頼した大手Ｍ＆Ａ仲介会社は買い手候補リストにはほとんど当たっていなかったことが発覚したのです。

先の大手仲介会社とは専任契約でなくて良かったと思います。

この件に関して、我々の推論はこうです。

大手仲介のアドバイザーが売主に伝えた「一社だけ」の買い手候補は、大手仲介にとっての「上客候補」だった可能性がある。つまり今後の付き合いを考え、売り手の案件をその買い手候補のみに提案し、安価でいい案件を購入させようとしていた。そう帰結できるのです。

この件の裏側には、売り手よりも大事にしたい「買い手」の存在があったのでしょう。

こうしたブラックボックス化するＭ＆Ａには、「**条件提示の根拠**」**を求めることが最善の対策です。**

・アドバイザーが言うところの買い手の条件は本当なのか。
・実際に買い手候補に当たっているのか。

・それはいつ、だれに連絡を取ったのか。
・当たった会社全ての意向表明書を提出させるのも一つの方法。

仲介業者の中には、売り買いともに候補先に打診していないのに「当たった」いうアドバイザーもいますし、推すべき理由がわからないのに「この買い手が強い」という業者もいる。

本当に信頼できる仲介会社を選ばなければならないということです。

続いては、売り手がM＆Aの初心者だった残念な例です。

M＆Aは初心者がほとんどなので、こうした事例は本当に多いのです。

事例(3)

・売り手：東北地方の調剤薬局一店舗
・買い手：全国二〇〇店舗を展開する薬局チェーンの会長
・経緯：事業の一部譲渡による売却希望

「買い手は手数料が高いほどお得？」

この話を教えてくれたのは、関西地方を中心に全国二〇〇店舗を展開する薬局チェーンの経営者（会長）」でした。そのお話は、某大手M＆A仲介会社が提案した買収とその裏話です。

二〇一九年の六月のこと。「東北地方の調剤薬局一店舗を、手数料込みで五〇〇〇万円で買いませんか」と打診されたそうです。

この提案を受けた会長は、「まあその価格であれば妥当だろう」と納得して、Ｍ＆Ａを先へ進めました。全国に二〇〇店舗を経営するだけあって決断が早い、数多くの薬局Ｍ＆Ａの経験を持つベテラン経営者です。

その後、トップ面談まで進んだところで、会長は提示された五〇〇〇万円の内訳を知ることになるのですが、売り手の営業権が一一〇〇万で譲渡代金は二〇〇〇万円。仲介手数料が三〇〇〇万円だというのです。買い手の会長はそれを聞いて大変驚いたそうです。

買い手からすると、前にご紹介した事例同様、営業権は税法上五～一〇年をかけて償却する必要がありますが、手数料は一括で償却できるため節税効果がある。会長は経費の使いやすさなどを考えて、その価格で購入することにしたそうです。

我々からすると、五〇〇〇万円の案件であれば、仲介の手数料は五〇〇万円程度が妥当です。ところが、その仲介会社は六倍もの金額を提示しています。

売り手は恐らく、Ｍ＆Ａは初めてであり、相場価格を知らなかったのでしょう。

その売り主が経営する薬局は一店舗のみだったそうです。仲介会社のアドバイザーは売り手にどんな説明したかはわかりませんが、Ｍ＆Ａ業界についても、手数料の適正ラインもご存じなかったのではないでしょうか。

一方、買い手からすれば、仲介会社に支払う手数料が高ければ高いほど、会社としては節税効果でお得になる。

手数料を含めた大枠を五〇〇〇万円で買い手が納得しているのですから、仲介会社の手数料分を多くする方向に持って行くために、売り手に対する、価格調整はいくらでもできる。「買い手さんこの額では厳しいと言ってますよ。もう少し下げないと」言って、とできる限り、営業権を短くさせる方向に持っていくでしょう。

こうしたアドバイザーが、本当に存在するのです。

これまでは「売り手」側に起きた、あわや失敗という例をご紹介しましたが、「買い手」側も決して失敗事例と無縁ではありません。

次の事例は、薬局側のコンプライアンス姿勢が問われる問題でした。

事例(4)

・売り手：門前薬局のオーナー
・買い手：若い個人の薬剤師
・経緯：コンプライアンス違反

「クロージング後に発覚したコンプライアンス違反」

買い手は若い個人の薬剤師、売り手は門前薬局のオーナーです。

クロージングも終わったあと、買い手からクレームの連絡が入りました。薬局の先代オーナーつまり売り手が、門前のクリニックの院長や奥さんに風邪薬などの処方薬をプレゼントしており、それが常態化していたというのです。

薬局のスタッフが薬と代金の照合作業をしていて入金不足に気付いたのでわかったのですが、買い手としては寝耳に水。「そんな話は聞いてなかった」ということで、売り主と対立することになりました。

処方箋も無いのに処方薬を個人的にプレゼントしたりするのは法令違反です。この件は結果的には訴訟にまでは至らずに済みましたが、売り手・買い手双方の関係には傷を残すことになったと思います。

次の話もアドバイザーの実態の一旦を知るエピソードだと思います。

目の前で大金が動く仕事に携わると、よからぬことを働くものがいます。

事例(5)

・売り手：東京都内の薬局

・買い手：個人薬剤師
・経緯：独立希望

「買い手に袖の下を要求!?」

薬局のM&Aでは、喉から手が出るほど薬局を欲しがっている独立希望の薬剤師が多くいます。サラリーマン薬剤師からの脱却を目指す人たちです。そうした買い手の中には「どうしても欲しい」という焦りから、アドバイザーの言うがままになってしまう人もいるのです。

例えば独立したい若い薬剤師に、アドバイザーが袖の下を要求するようなこともあるんです。「あなたと同じ条件の三〇〇〇万円を提示してきた会社がある。個人的にはあなたを推したいのだが、会社の方針や私の立場もある。そこで内密に私へのマージンとして二〇〇万を…」

こうしたとんでもない条件を提案したりするんです。

ですが、今ではインターネットで検索すれば、正誤問わず多くの情報がヒットします。買い手もいざというときのために業者とのやり取りを録音していたりする。

仲介会社の中には、こういったコンプライアンス違反の多発に業を煮やして、従業員のスマートフォンのGPSを常時ONで、通話内容を全て録音するという会社もあるほどです。行動履歴だけでなく、会話内容まで……。信用していない従業員に大型の案件を任せられるのでしょうか。

売り主が不慣れだったり、細かい条件設定をしていないような場合、アドバイザー側に、ある種の決定権限が移ってしまうことがあります。どの買い手にするかなど、本来は全て売り主にあるべき権限がアドバイザーに発生するわけです。

買い手としては、他社がどのような条件を売り主に投げているか全くわかりません。その点をうまくついて、悪事を働くわけです。

そういった素行が悪いアドバイザー（その判断については後述します）は、やはり穴が多く発生したりします。事故になると仲介自体がご破算になり、全てがまき直しとなります。

例えば、DDの後、コンプライアンス違反や決算期の数字を意図的に上下させたりする。クロージングがアドバイザーの帰責で伸びてしまったことを、漏洩問題として責任逃れをする。薬歴の未記載や患者さんへのBOXティッシュの配布など…。

これらは本来、しっかりとしたアドバイザーが従事していたら当然防げるようなことばかりなんですね。

以上、正しいとは言えない事例を紹介しました。

ですが、M&A仲介に携わることで、本当に良かったと思える経験もあります。そんな事例をいくつかご紹介しましょう。

最初の例は、M&Aにかかわった方々全員から感謝された一番の成功例といえるかもしれません。

事例(6)

・売り手：北九州にある薬局の経営者
・買い手：独立希望の薬剤師
・経緯：体調不良による売却

「在庫代を無料に！」

二〇二〇年、九州地方での案件です。

北九州で薬局を経営する売り主のオーナー社長は、自身の体調不安などもあって、薬局を誰かに譲渡しようと考えていました。社長の要望は何といっても「しっかり薬局を守り続けてくれる人」。時間をかけて一生懸命に守り続けた薬局ですから、新しいオーナーにも自分同様、お客様と薬局を守っていって欲しいと願っていました。

「高く買って欲しい」が最優先ではなかったんですね。

我々がその思いに感銘を受けてから数日後、ある独立薬剤師を紹介することにしました。その方は買い手として、実力や経験、熱意も人間性も、申し分のない薬剤師だと思える人物です。

早速、売り手の社長にこの方を引き合わせると、彼をとても気に入ってくれて、お互いの条件などもすぐに整ったのです。契約などもとてもスムーズに進みました。

「彼の人柄や熱意に感動した！」と喜んでくださった社長から再び連絡が入り、提供可能な薬の在庫数百万円分を無料で彼に譲りたいという申し出までいただきました。買い手側の独立薬剤師もまさかの提案に大喜びです。

社長からは、案件を託されてから彼を引き合わせたスピード感にも驚かれたのを覚えています。売り手、買い手ともに幸せになれる、本当に良い提案ができたと嬉しく思いました。

M&Aでの取引は、人と人との心のやり取りが大切だと思っています。なかでも、我々の扱うスモールM&Aは、人と人のつながりそのもの。買い手の人柄と熱意が相手に伝わってはじめて、売り手が何十年も愛情を注ぎ続けていた事業が売り手のもとを離れて買い手へと受け継がれていくんですね。

その社長の男気に本当に感激しましたし、その思いを受け止めた独立薬剤師の「しっかりと薬局を守っていく」という決意を、今でもサポートしています。

経営者となった彼とのご縁は今も続いており、九州地域でのM&Aに関心のある方たちを紹介してくれます。本当にありがたいことです。


次は、売り手・買い手とも「健康第一」「信頼第一」が何より大切というお話です。

事例(7)

・売り手：町田市で調剤薬局を経営

・買い手：MRの独立希望薬剤師
・経緯：体調不良による売却

「譲渡契約締結後に売主が緊急入院に」

二〇一七年三月　東京都町田市での案件です。

これは、「売却に興味があるんだよね」という、町田市で調剤薬局を経営している方と電話でお話したことがきっかけでした。早速、出向いてお話を聞いたのですが、その方はもの凄いヘビースモーカーで三〇分おきに「ちょっとごめん」と喫煙場所へ。

ご自身の体調に不安を感じているからなのか、薬局を誰かに譲らなければと悩んでいるとのことでした。

私がご紹介した買い手は、某大手製薬メーカーでMRをされていた男性です。薬剤師の資格はあるものの、調剤経験は全くない方です。製薬メーカーがMR営業の縮小を始めるなか、薬局経営での独立を希望されていました。

条件交渉は順調に進み、お互いが納得する内容で契約もどんどん進んでいきました。

譲渡契約も無事に締結して、譲渡日まで残り一カ月というとき。売り手が大動脈破裂で緊急入院することになってしまったのです。

調剤経験のない買い手は、一カ月間、引継ぎを含めて売り主から調剤指導を受ける予定でした。

が、この状況では、クロージング自体もできません。

手続きは当面延期。それどころか、調剤できる薬剤師が不在では、薬局の通常営業もできません。そこで我々は、連絡を受けた売り主のご兄弟や取引先などと連携して、今後の方針を決めました。

とにかく、薬局の患者さんが困らないように、急ぎ薬剤師を手配する必要があります。知人や卸会社の担当者の協力も得ながら、薬剤師不在にならないようなシフトを組むことに成功。なんとか、薬局を臨時休業せずに営業が継続できました。

その後しばらくして、オーナーの容態が安定して一安心。

最終のクロージング手続きは病室でというイレギュラーななか、無事に全ての手続きが終わりました。その当時のことを、買い手の薬剤師はこう話します。

「前のオーナーがご入院中に、結果的に一〇人もの薬剤師の方から様々な知識を学ぶことができました。あのときはどうなるのかと不安でしたが、独立して自分の薬局を開業する前に、とても貴重な機会をいただけたと思っています。皆さんに本当に感謝しています」

売り手の経営者からは、「あのとき、あなたが薬剤師を手配してくれなければ、ドクターや患者様、取引先などに多大な迷惑をかけていただろう。本当に感謝している」という言葉をいただきました。

今回のＭ＆Ａは、運が良かったのだと思います。売り手が急に倒れられたとき、すでに譲渡先が決まっていましたから、ドクターや患者さんに迷惑かけることなく、譲渡に向けて周りが動くことができた。

ですが、それも関係者の方々の協力があってできたこと。人と人とのつながりや熱い思いを実感して、こんなに良い仕事はないなと思えたエピソードです。

M＆Aというものは最後の最後まで、何が起きるかわからない。だから「M＆Aは早めに決断し、早めに準備しておくことが肝心」です。一般にM＆Aは完了するまでには通常、半年～一年間程度はかかります。

薬局の経営者あれば、高齢である場合も多い。体調を崩すなど、想定外のことが起きることもあるでしょう。とにかく、早めの準備をしておくことに越したことはありません。

なお、買い手はとかく売り手の譲渡理由を知りたがります。例えばその理由が、ドクターとの関係が良くないとか体調が良くないとか高齢であるとか。

もちろん我々がお伝えするのは、売り主から許された範囲の内容です。

体調に関しては、当然、良好であれば交渉がプラスに働くことが多いので、やはり健康でいることが一番です。

次はM＆Aで会社を売ってリタイアするだけが選択肢ではないというお話です。

特に若い方に参考にしてもらえると嬉しいです。

事例⑻

・売り手：宮崎県で薬局四店舗の経営者
・買い手：全国二〇〇店舗以上を持つ経営者
・経緯：調剤薬局業界の先行き不安

「譲受企業の役員として活躍する第二の人生！」

二〇一九年三月。「宮崎で薬局四店舗を経営する売り手の経営者」と「全国二〇〇店舗以上を経営する買い手の社長」を引き合わせた事例です。

売り手の経営者はまだ五〇代前半の若手で、宮崎県で薬局を四店舗経営されていました。

売却の理由をうかがうと、調剤薬局業界の先行き不安もあって、値が良い間に売却したいとのこと。また、大手企業の傘下に入ることで、自身のビジネスセンスが生かせたら良いだろうなとも話されていました。

売り手は五〇歳代にして九州地域で顔が効く若手社長でしたが、まだ漠然とした気持ちでいる様子。こちらも、譲受先の企業で働くことも視野に入れながらM&Aを検討されてはどうかと助言していました。希望にかなう買い手はいないか、二人で検討するうちに、全国で二〇〇店舗以上を経営する買い手が候補として浮上し、話を進めることにしました。

このM&Aが急展開したのはトップ面談でのことでした。

その場で買い手の経営者から「当社の役員にならないか、そして九州エリアのマネージャーをお願いしたい」という提案があったのです。

買い手の経営者はまるで経営アドバイザーのような人物。人を見抜く力に卓越した方です。売り手にとって、この提案は「大手企業の傘下に入る道」が開かれるもの。願ってもないことです。

その後M&Aは順調に進み、売り手は好条件で薬局四店舗全てを譲渡することができました。そして現在、譲受企業の九州地域のM&A担当役員として新たな売り手企業とのトップ面談を任されているといいます。

「地方の中小企業の一経営者にすぎなかった私が、M&Aをきっかけにして人生が大きく変わりました」と話しています。

M&Aの世界では、売り手の経営者が買い手企業に雇用されるケースは決して珍しくありません。会社を経営した経験や知識を次のさらなるステージで生かすという方法もあるわけです。

確かに、譲渡金額も大事だとは思いますが、譲渡した後、自分に何ができるのか。特に若い人たち向けて、このような生き方や選択肢があることをぜひ、知って欲しいと思います。

最後にアドバイザーのミスで大事故になってしまった事例もお伝えしましょう。

事例⑼

・登場人物：薬局オーナー、買い手、薬の卸会社、処方元ドクター
・重要条件の見落とし

売り主の薬局には、長い付き合いのある近隣のクリニックからの院外処方箋がよく持ち込まれていました。

そのドクターは、ある薬品卸会社の力添えでクリニックを開業できたという経緯があり、卸会社に感謝していました。なのでドクターは、その薬局オーナーに「この卸会社から買ってあげてほしい」と話していたんですね。

売り手の薬局オーナーはそれを踏まえ、アドバイザーに売却の条件として「この卸会社から買ってもらいたい」と事前に伝えていました。

アドバイザーは買い手を見つけ、滞りなく最終契約を結びました。ところが、その買い手は当の卸会社とは取引きができない事情を抱えていたのです。このことを知ったドクターは怒って、処方箋を院内に戻してしまいました。

これは担当したアドバイザーの完全なミスです。売り手の重要な売却条件を、きちんと買い手側に伝えていなかったのです。聞くと、そのアドバイザーはまだ入社一年目の新人で、売り手が言っていた「卸会社指定」の意味するところを理解できていなかったのです。契約までの間で、

精査してくれる上司や先輩がいれば避けられたのかもしれません。

M&Aは取引金額が大きい分、ミスしたときの損害も大きい。

この案件で取引される金額は一億円以上でした。このトラブルの落としどころは「話を無かったことにする」。つまり、売り主が買い手の損害賠償も含め、お金を出して薬局を買い戻ししかありません。

これは、大事故です。

どんな些細なことも確認して案件を進めていかないと、売り手も買い手もお互いの人生を台無にしてしまいます。

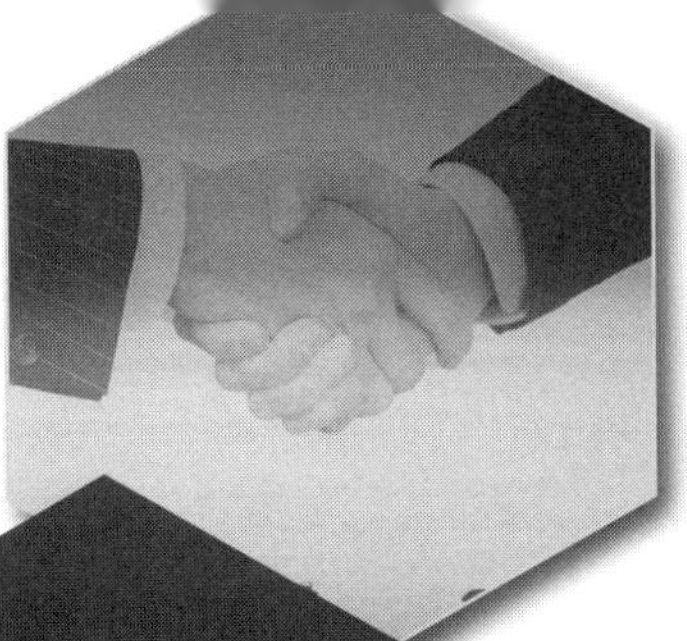

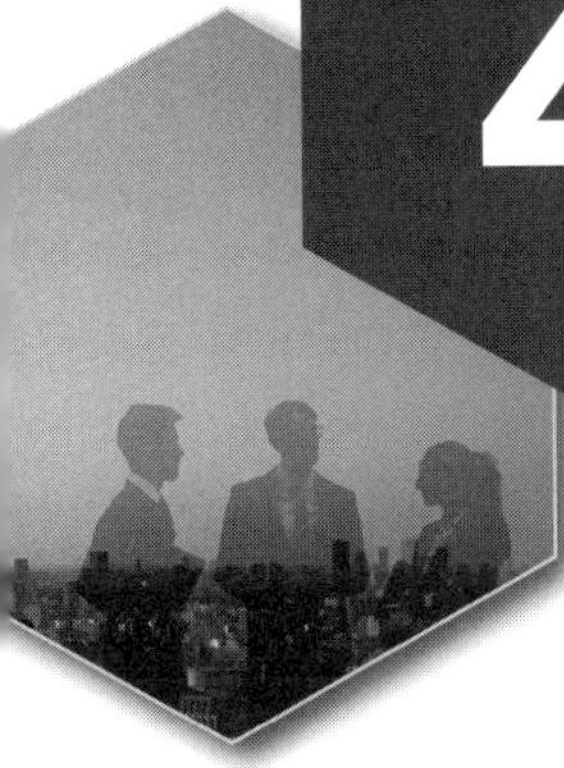

4

売れる薬局買うべき薬局の条件とは

この章では、案件としての薬局の評価についてお話しします。

立地が大きく影響してくる薬局ですが、業界に求められている立ち位置が変化していくなか、立地以外の条件で付加価値を上げていくことが可能です。

現状ではM&Aは選択肢に入っていないとしても、店舗・企業価値を高めるのはビジネスとして大切だと思いますので、ぜひ参考にしてください。

薬局の収入と請求先

まずは、売上・収入面の構成を見ていきましょう。

薬局の収入は「保険調剤」と「OTC収入」の二種類がありますが、調剤の利益は調剤技術料と薬剤料、でほぼ占められています。調剤技術料は、一点に付き一〇円。この点数を医療保険者、つまり健康保険組合などに請求するわけですね。

売上げの七～八割は医療保険者から、残りの二～三割は患者さんの窓口負担からになります。

窓口負担率は、ご存じの通り、一番高い方たちで三割。一番低い方たちが一割です。子供や生活保護受給者などは医療費が無料だったりしますから、窓口で患者さんからいただく金額はそれほどではありません。

前月末で締めた請求分の医療保険者からの振込みは、翌々月の二〇日ころと決まっています。入金まで最大で三カ月ほど先になることもありますが、レセプト請求ができてさえいれば必ず入金されます。何しろ相手は公的な医療保険者ですから、売掛金が回収できないことはありません。

その他の収益としては、薬の仕入れ代金との薬価差益があります。

保険点数の明確性、請求先は公的な医療保険者、商品仕入れにかかるコストは、ほぼ卸会社の薬代のみというシンプルさ。キャッシュフローや収支計算の確実性、見通しの立てやすさが、調剤薬局のＭ＆Ａが過熱した理由でもあります。レセプトさえちゃんと見ておけば、ある程度、信用性が確保されているのです。

そしてもう一つの確実性。それは、クリニックなどが隣や目の前にあれば、そこが閉院しない限り、処方箋が集まり、薬局の売上げは担保されるのです。しかも、立地による不動産的な価値も含まれる。

また、薬剤師は一人でもＯＫ。経営者が交代しても、薬局の価値は維持できます。だから、薬局は売りやすいし買いやすい。

これらがＭ＆Ａでターゲットになった理由だととらえています。

ですがすべての薬局が好条件で売却できるわけではありません。

・薬局収入の内容

薬局の売り上げのポイントになるのは、やはり調剤技術料、つまり薬剤師が持つ付加価値です。薬材料の部分は右から左なわけで、それだけでは付加価値は生まれません。一〇〇万円分の薬を卸から仕入れて、一〇三万円で販売して差益を得る。例えば、バイオ医薬品や抗がん剤といった高価な薬の販売もありますが、患者さんに提供する薬剤がいくら増えても、その利益が爆発的に増えることはありません。

他には在庫管理や事務、調剤の自動化などの工夫や見直しなどで、支出を抑えて利益率を上げることもできるでしょう。

しかしやはり利益に直結するのは、調剤基本料、調剤料、各種の加算料で構成される調剤技術料です。これが大きければ大きいほど、売り上げが見込めます。

・調剤技術料の増やし方

調剤技術料の各種加算を上げるには、ジェネリック医薬品の割合を増やすことで後発医薬品体制加算を取得する、あるいは定められた要件を満たして地域支援体制加算を取得することも大切です。

それと併せて、処方箋の集中率を下げることもよく言われます。集中率とは、同一医療機関から回ってくる処方箋の割合でしたね。これは、処方せん受付回数÷全処方せん受付回数で計算されます。

現状、大手の薬局（月処方箋枚数四万枚以上）では、集中率八五％を超えると、調剤基本料3（イorロ）となり、地域支援体制加算が減額される仕組みになっています。この集中率によって、調剤基本料の種類と点数も違ってくるので、長い目でみると薬局の利益に影響を与えてしまうわけです。

売れる薬局の条件とは

以上を踏まえると、売れる薬局の条件は次の点にかかってくるでしょう。

一．将来にわたって利益が見込めるか

二．立地を含めたビジネス環境にどれくらい将来性があるか

処方元である隣のクリニックの先生が七〇歳代か、それとも四〇歳代前半かというようなことも買い手は気にします。当然、四〇代の先生の方が時間的な売上げ見込みがある。先生のお子さんが医学部に入ってクリニックを継ぐ予定なら、もっと良い。

そうした情報まで含めて、「将来性がある薬局か否か」の判断材料になるのです。薬局のビジネス環境を考える上では、国の方針や今後の薬局行政の方向性も加味する必要があるでしょう。

例えば、大病院の前に乱立する薬局などの買収を考えるとき、今は売上げが立っているけれど、門前薬局はそのうち淘汰されるかもしれないことを織り込まなくてはなりません。

前述のように、大きな病院の敷地内薬局には大手が続々と参入してきています。地方でも同じです。なので、今から敷地内薬局の出店を計画したとしても、ビジネス的にはもう難しいのではないかという判断もできるわけです。

・薬局の規模と候補先

一般に大きな薬局のほうが売れやすいというのはあります。しかも、年商が一億円以上だと高値が付きやすい。薬局の規模、サイズに応じて買い手の規模が変わるからなのですが、比較的、大きい薬局は大手薬局チェーンが買い手になってくれるからです。

セミナーなどでもよくお話するのですが、ニーズは三段階あります。売り手側の薬局規模によって、買い手が「大手薬局、中小薬局、独立薬剤師」という三つのグループに分けられる。

年商で言いますと、一億数千万円ぐらいの薬局だったら、大手から中小薬局、独立薬剤師まで全員が欲しがります。年商一・五億円だと高値を付けてもらえる可能性が高いでしょう。

取り扱う処方箋枚数の目安としては、一日五〇～七〇枚辺りだと中小の薬局、もしくは独立薬剤師が欲しがるでしょう。

四〇枚以下になると、独立の薬剤師が候補先、とぐっと少なくなります。

このように三段階に分かれるのです。

M＆A業界では、EBITDA（イービッター）と呼ばれる企業価値を評価する指標を使って、どれぐらいの収益が出るのか、譲渡対象になる会社の価値を測ります。

我々もEBITDAを用いて、「営業利益×何年か分」という計算をやるのですが、大型の薬局になると、七年分（七倍）とかを越えてくるんですね。ですが薬局の規模が小さいところだと、二年分しか付かないということもあります。

先の三段階ではないですが、営業利益の何年分に相当するかは、やはり、薬局のサイズ感によって分かれてくるわけです。

エリアで考えるとやはり薬剤師が多い地域・大都市圏の薬局はニーズが多くなります。日本有数の繁華街である東京都渋谷区と人口の少ない岩手県では、同じ規模感の薬局であっても価格は大きく違ってきます。しかし、複数店舗経営であれば少し変わります。

地方都市であっても近隣エリアで多店舗展開していれば人員配置に余裕ができるため大都市圏とそう変わらない価格がつきやすいと言えるでしょう。

昼間の人口が多いエリアであれば、医療機関からの処方箋も多く発行されますし、調剤報酬も受け取りやすい。なので、当然の帰結でしょう。ただし、単純に大都市圏での薬局経営が利益率が高いとは言えません。大都市圏であればランニングコストがかさみます。

大都市の薬局だから売りたいときに売れるだろうと考えるのは早計です。次項の売れない薬局に当てはまらないか注意してください。

いろいろと条件やポイントをお伝えしましたが、M&Aは、それこそ骨董や美術品と似ているところがあるんですね。独自の目利きで売り物件を探すマニアがいるんです。

例えば、「五〇〇億円出してでも、バスキアのあの絵が欲しい」という人がいる。作品の価値は、わかる人にしかわからないこともありますよね。

M&Aもそれに近いところがあって、実際に「どうしても東京都板橋区の薬局が欲しい」と最初からピンポイントで高額条件を提示する人もいます。

結局、欲しいと思う人が相場を決めるような要素もある。それがM&Aの本質なのかもしれません。価値の値踏み。

売れない薬局とは

では、案件として売りづらい薬局とはどのような点が挙げられるでしょうか。まずは、先の売れる条件を満たしていなければ、売れない薬局と判断されやすいのは想像できるかと思います。ライバル店舗が出現しやすい環境にある薬局ですよね。処方元が近ければ近いほど、売り手の薬局には処方箋が集まっているわけです。ところが、どちらかの経営者が変わることで関係が途絶えてしまったりする。そういう場合、距離にもよりますが、間にクサビを打ち込むように新規の薬局が作られてしまうことがあります。これは、全国的にも結構あるんです。

薬局とクリニックというのは連携を取る必要があるため、距離も関係性も立地がポイントになる。裏を返せば、薬局経営上のリスクになるといっても過言ではありません。

オーナーチェンジによる関係性のリスクが見えると、売りづらかったりします。

・コンプライアンス違反

売りにくい薬局、と言うより売れない薬局とは、コンプライアンス違反をしているところです。当たり前ですよね。でも、大ごとだととらえずに違反をしてしまっているところもあるんです。

調剤薬局業界では、大手より中小規模のほうが法令に対する意識が低い傾向があります。関係法令の改正が多かったことも要因にあるかもしれません。薬局を開業した時点では法的要件をクリアして、コンプライアンス遵守していたのに、いつのまにやら違反状態になっている。

過去の例から言うと、薬局の構造的な違反が意外に多かったりします。

薬局を開設するためには、保健所や社会保険事務局に各種の申請をして、許可された後でなければ調剤業務を開始することはできません。地方厚生局の立会検査なども必ずありますし、薬機法（『医療機器等の品質、有効性及び安全性の確保等に関する法律（旧薬事法）』に基づいて、必要な構造や設備を整えて要件を満たさなければならない。

さらに『薬剤師法』と関係法令、旧厚生省の通達『薬局業務運営ガイドライン』などによって運営にも細かい規定があります。職能団体である日本薬剤師会は薬局に対するコンプライアンス関係のガイド資料を整備しています。薬局経営に必要なコンプライアンスの知識を確認することは比較的容易なはずです。

コンプライアンスの体制整備は、経営者と管理者（管理薬剤師など）の責に帰するところが大きい。ここに違反があれば、案件の評価が下がるのは当然です。

・医療機関との関係性

処方元と信頼関係を築いておくのは大切です。ですが、前述したようにドクターにお金を渡して便宜をはかってもらうのは認められません。

クリニックの駐車場を共用するからと地代をたくさん払っている…

クリニックの看板の費用は実は薬局側で支払っている…

これらも、コンプライアンス違反です。売却できないというより、最低条件でしょう。

ドクターと密接な関係であることの一例に、患者さんが人工透析を受けているケースがあります。人工透析は、だいだい四時間ぐらいかけて行われますが、その間に薬局から薬を持って来てほしいと言われるケースがとても多いのです。患者さんにとっては透析をしている間に投薬してもらうほうが効率が良いわけです。

が、これはグレーゾーンです。たとえ、患者さんの要望だったとして、特定の薬局が医療機関に薬を持って行き、そこで投薬し、服薬指導するというのは、医療機関からの誘導とみなされてしまい、ＮＧだと思われます。

原則、処方箋を持って薬局に来てもらう、または処方箋をやメールやファックスで送ってもらい、それをもとに調剤し、患者さんに渡すというのが基本的な流れになります。

「患者さんは大変だろうから」と思いやりたい気持ちは良くわかりますが、注意してください。もし、このようなコンプラ違反をしていたら、いくら良い薬局であっても、大手は買収案件として見てくれないでしょう。

昔の常識がいまの非常識ということは、どこの業界でもあることです。昔はコンプライアンス違反があったとしても、いま改善できていれば問題になりません。何事も準備が大切です。

薬剤師の確保とエリア視点

先の章では薬剤師不足についてお話しました。ですが報道では、「薬剤師余り」といった記事やニュースも出ています。実際にはどちらなのでしょうか。

・地域別に見る薬剤師の状況

厚労省による薬剤師統計などを見ると、地域差がかなりあります。

薬局はそもそも薬剤師がいなければ、調剤業務ができません。薬剤師が不足している地域はM&Aが進まないという現実がありますし、薬剤師が確保しやすい地域は高値がつきます。

それが大前提です。

厚労省の令和二（二〇二〇）年度の統計調査などによると、薬剤師の平均年収が一番高いのは山口県で、平均年収は七八〇万円でした。次に福島県が七三七・七万円、宮城県が六七七・九万円と続きます。

それに対し、一番低いのは沖縄県で平均年収は四六一・四万円でした。ちなみに東京都は五〇八万円で、山口県との年収差は二七〇万円以上になります。

参考に、都道府県別の人口一〇万人あたりの薬剤師数を見てみましょう。

これを見るかぎりでは、必ずしも（一〇万人あたりの）薬剤師数と年収に相関関係があるとは

■道府県（従業地）別にみた人口10万対薬剤師数

図14　都道府県（従業地）別にみた薬局・医療施設に従事する人口10万対薬剤師数

令和２（2020）年12月31日現在

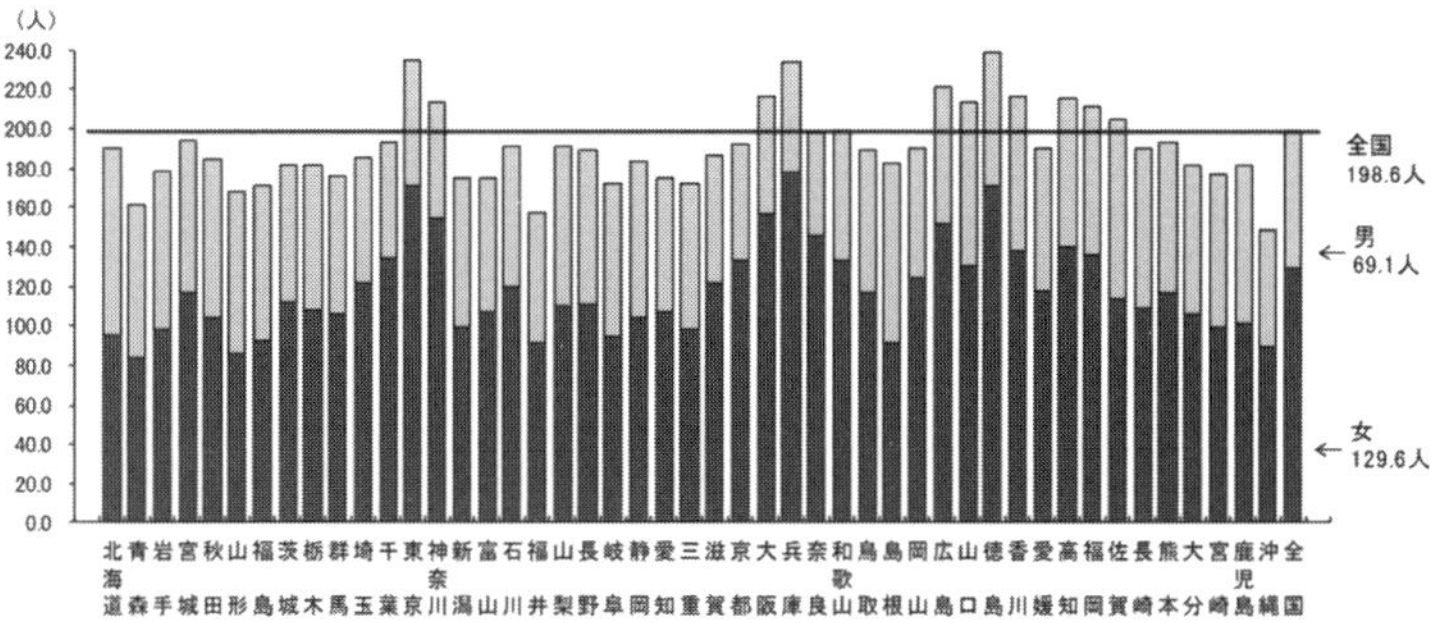

出典；厚生労働省　令和二年医師・歯科医師・薬剤師統計の概況より
https://www.mhlw.go.jp/toukei/saikin/hw/ishi/20/dl/R02_kekka-3.pdf

順位	都道府県	平均年収
1位	山口県	約780万円
2位	福島県	約737万円
3位	宮城県	約677万円
4位	長野県	約676万円
5位	青森県	約661万円
参考	全国平均	約565万円

言いきれません。薬剤師が少ない東北地方は薬剤師の年収が高い傾向にありますが、九州ではむしろ低い傾向になっています。

ちなみに、山口県では五年前までは薬学部がありませんでした。薬科大学を誘致して薬剤師の輩出と併せ、薬剤師を増やそうという試みがあったのです。また、山口県は大手以外の中小薬局が多いため、薬剤師の確保とともに薬剤師の年収相場を高い方へとけん引する流れが背景にあり、平均年収が高いという見方があるようです。

いずれにしても、薬剤師不足が恒常化している地域では、売り手・買い手からしても、M&Aが生まれにくい。すなわち、買い付けがしにくいわけです。

中でも東北地方は薬剤師不足です。

先日、岩手県でのM&Aのご相談をいただいたのですが、業界大手の薬局チェーンでも薬剤師が確保できないとの理由でお断わりの回答でした。その案件は、中規模の会社さんとお話がまとまったのですが、過疎化が進む地域では薬剤師不足とそれにともなう廃業が増えていってしまうでしょう。

薬剤師の給与を上げても、薬剤師が集まらなければ話にならない。薬剤師が確保できるかどうかは、あからさまに薬局の価格に反映されてしまいますから、その悪循環を断ち切るのはなかなか難しいかもしれません。

・ランニングコストで考える店舗運営

人口が多い大都市と過疎化が進む地方都市では、同じ規模感の薬局であっても価格が違ってくるというお話をしました。

しかし、店舗運営において単純に大都市が良いとは言いきれません。

家賃や光熱費などの固定費、人件費等々のランニングコストを考えると、買い手側の収益から見て、はたして都市部と地方のどちらが良いかは微妙です。

薬剤師が不足している地方であっても、家賃がないに等しいような過疎エリアでも、長い間きちんと収益をあげている方ももちろんいます。大都市圏で毎月の地代家賃を五〇万円払っての店舗経営よりも、地方でランニングコストを抑えながら、薬剤師に高いお給料を払って経営するほうが利益が良かったりします。薬局業務自体は、東京の銀座だろうが北海道の真ん中だろうが一緒ですから。

ちなみに、業界をけん引するアイングループやメディカルシステムネットワーク、総合メディカルなどはすべて、地方発の薬局です。大手調剤薬局は地方を基盤にビジネスを成功させ、全国制覇を加速させています。地方発のアイングループが業界トップに君臨しているのは、そういう戦略でビジネスを考えていたからなんですね。

という点から見れば、高い地代を払っているにもかかわらず、決められた点数、薬価差益しか受け取れない規制の下での商いであれば、当然、東京の方が苦戦するということになります。

M&Aは、総合的な価値判断がなされます。売上高、エリア・立地などの環境、処方箋の集中率などの状況、すべてを俯瞰して評価してみてください。

・薬局の生き残り戦略と地域のスモールM&A

過疎化が進む地域にあってもなお、攻めの姿勢で地域に貢献している薬局もあります。石川県の和倉温泉にある薬局の例です。アドバイザーとして仲介のお手伝いをさせていただいたのですが、そこは在宅に注力している薬局した。在宅といっても、訪問先は個人宅です。

必要とあらば、薬を持って患者さんの自宅に向かい、服薬指導もこなします。そのために必要なスタッフとして、薬剤師以外にも、たくさんの事務員を雇用していて、地域医療だけでなく雇用創出にまで貢献している。とはいえ、在宅対応はそう簡単ではありません。

その薬局は、患者さんの処方箋を待つというよりも、スタッフ自らが個人宅に出向き、自分たちの足で一軒一軒訪問して患者さんのニーズを引き出すということをしていました。

つまり、地域医療に貢献する薬局になるという戦略を選んだのです。

また、この薬局は医療機関との間が離れていたこともあって、口コミで「あの薬局なら在宅をやってくれる」という噂が地域に広まり、患者さんが処方箋をファックスで送ってくるようになったんです。

スタッフの方たちは、原付バイクに乗って、患者さんのもとへと走り回っていました。

この薬局は在宅対応に特化することで、生き残るための工夫をしていたんですね。

過疎化が進む地域に暮らす方々を支える産業があります。しかし残念ながら、多くの産業が担い手不足、後継者不足で次世代に受け継がれずに廃業の危機に瀕しています。

大都市圏だけでなく、長くその土地を守り生活してきた方々を支える事業を継承していくために、Ｍ＆Ａはとても有効な手段だと思います。そのためには、多くの日本人が気軽に起業できる文化を醸成する必要がある。

我々が手掛けているようなスモールＭ＆Ａがどんどん活発になれば、「私が薬局を買って、新たなシステムで地元の地域活性を図ります」、「僕が温泉旅館を買って、日本の観光地を盛り上げます」というように事業承継を志す人たちが増えていくのではないでしょうか。

やれる人にやってもらうのではなく、みんなが進んでやる。名乗りを上げてもらうしかないのではと考えます。

それを実現するためには、売り手からも買い手からも最低報酬を二〇〇〇万円いただきます、なんてやっていたら無理です。若い方の起業意欲はしぼんでしまいます。

そのためにも、我々が起爆剤になる。そう、考えています。

買うべき薬局の条件とは

買うべき薬局とは、買うことによってさらにビジネスとして成長する薬局。明確ですよね。

これからも伸びる余地がある店舗というのも、資質の一つです。でも成長と聞くと、ショッピングモールができたり、近くにクリニックが新設される予定があるなどのイメージをされるかもしれません。

将来性という観点では、それだけではないんですよ。

・買収後の将来性

店舗の価値では、売り手の経営者がどれだけきちんと経営し、良い店舗に育ててきたのかが問われます。

これまで経営に力を入れてこなかった。例えば、後発加算を取っていなかったり、地域体制加算が取れるのに取っていなかったりする。スタッフの意識も低くて顧客の評判も芳しくない。

我々からすると、大まかな数字や薬局の中を見れば、経営者がこれまで奮闘してきたのか、それとも怠ってきたのかは、だいたい分かります。

「なぜ、この状況でこんなにたくさんの薬剤師がいるのだろう」とか、「取れるはずの加算をなぜ取得していないのだろう」等々が見て取れるのです。

言い換えれば、そういった点を改善していくことで、売上を伸ばすことができる薬局。

例えば、高齢の薬剤師さんが一人で頑張っていらっしゃる店舗などでは、日々の業務に追われてビジネスとしての薬局運営を後回しにせざるを得なかった。そういった店舗をちょっとした中小の薬局オーナーが買ったりすると、薬剤師さんの調剤を補助するシステムを入れたりして、売上げと利益がバンッと上がったりするのです。

しかも、そういった実例がたくさんあります。

新しい経営者になることで、さらに実務や運営が改善できる。そのような伸びしろ・伸びやすさで見ると、意外な視点があるものです。良いアドバイザーであれば、そういった観点からもいろいろと助言をしてくれるはずです。

ですが、やってこなかったことに付加価値はつきません。

売り手側から「自分たちは取りませんでしたが、地域体制加算が取れますから、その分売上げが伸びますよ」と言ったところで、売却価格が上がるはずはありません。

あくまで健全にしっかりとお店を守り、患者さんに信頼され続けてきた薬局には、新しい視点が入ることで改善の余地があるということです。

売り手としては、正しい企業努力を続けることが大切なのは間違いありません。

国の方針に適応しながら、加算も取れるものは取得したほうがいい。

自分が買い手となったと仮定して、今のうちから評価される薬局作りを目指しましょう。

・持続可能な薬局とは

例えば、年商一億円の薬局が二つあったとします。「同地域で、薬局のサイズ感も同じ。売上げ面も大差ない」状況でどちらか一つを買うとしたら、何で決めるでしょうか。

決め手となるのは、誰が見ても明らかな「数字」ではなく、それ以外の要素。目に見えない重要な部分についても考慮しなければなりません。

特に重要なのは、人。

まずは、処方元の医療機関との関係。重要なのはもちろんですよね。ドクターの医療に対する考え方と実際の治療、薬の選び方や処方箋に書かれてある内容など、薬局側としては、これらに留意して業務にあたることが大前提です。

ですが、人と人のつながり・関係性も同じように重要です。

医療、調剤はともに専門職です。処方元とのパワーバランスは健全か。特に、地域包括医療を求められている医薬業界。ドクターとの信頼関係がなければ、なりたちません。地域医療に対する考え方を共有しているか。薬局のオーナーが変わっても、ともに協力して、地域包括医療を支えていける関係性が続くか。大きなポイントです。

次に、患者さんへの対応はどうか。薬局運営は、対物から対人へ、門前から地域へと向かっています。地域における薬局の存在感が増していく流れにある。そんな時流のなか、いかに患者さんから選ばれているか。

これからの薬局は地域に根差し、地域の人たちから求められるものでなければなりません。処方箋をメールやソーシャルメディアで送ってもらい、待たせずに調剤薬をお渡しする。毎月、お薬通信などのアナウンス（チラシ）を作成して、お薬や病気についての包括的な情報発信やケアをしていく。なんとなく調子が悪いけど病院に行くのも気が引けるという方に、気軽に薬局に相談に来てもらえる店舗の雰囲気作りをする。どれも、直接数字に表れないところです。ですが、そういった患者さんに頼りにされる薬局を目指しているかも大切だと思います。

もちろん、現場で働いている薬剤師も重要です。今後も前向きに働いてくれるか。経営者の視点で言えば、どれくらいの人数を雇用しているか。実務や売上に比して過剰か不足かは、将来の収益性に影響してくる要素です。

「収益などの数字がすばらしい薬局だったのでM&Aで買収しました。しかし、その後、薬剤師全員が辞めてしまった」みたいなことが起こります。オーナーが変わることを現場の薬剤師がきちんと納得しているのか。オーナーチェンジを機に退職になるような問題を抱えていないか。オーナーと薬剤師のパワーバランスはどうだったのか。

買った後も持続的に売上げを増やし、収益を安定化していけるか。紙面には見えづらい要素もきちんと評価してください。それが、結果的に成功するM&Aつながります。

M&A仲介会社というものは総じて、手数料を受け取り、案件を売ったら仕事は終わりです。

ほとんどのアドバイザーは成約した後のこと、将来性についてまではフォローしません。

我々はご相談に乗るときに、数字に表れない部分も重視するようにしています。オーナーさんがこれまで大切に育ててきた店舗・会社だから、買い手がその店舗の将来性を信じて投資してくれたから、というのは大前提です。

ただし、それだけではありません。薬局は患者さんにとってなくてはならない存在です。特に薬局が少ない地域ではその重要性は都会とは比ではありません。ですから、オーナーが変わった後の運営も大事なのだと考えているのです。

・お客さんとしての視点

我々はよく買い手の方に、「目当ての薬局があったら、一度、患者さんになったつもりでお店に入ってみてください」と話します。そして、次のようにお願いします。

「処方元であるクリニックから歩いてみてください」

「患者さんになったつもりで、薬局の建物や入り口、周りをよく見てください」

ビジネスとしての投資です。買収するのであれば、処方元や既存の人間関係、店舗の雰囲気や周辺環境など、詳細を知る必要があるからです。そして、その感覚を大事にしてくださいとお伝えしています。

例えば「意外と病院とは距離がある」だったり、「道路からの動線上に段差があって入りづらい」などと感じなかったか。

次に、公共交通機関を使って、薬局近くのクリニックまで行くことを提案します。駅からクリニックへ、最寄りのバス停などからクリニックまで歩いてもらうのです。

すると、「このクリニックは、駅から遠いな」とか「坂があってキツイな」などと実感するかもしれない。それはひいては、患者さんの高齢化に伴い、来客数の減少につながるかもしれないわけです。もちろん処方箋も減ってくるかもしれません。

そういった個人的な「遠い」とか、「道がわかりにくい」「面倒くさい」といった感覚は、存外に合っていたりするものです。

いわば「感性で行うＤＤ」。

直観的に「これは違うかもしれない」と感じたことはだいたい正しい。恐らくその通りなのだと思います。

賢い薬局の買い方の一つとして、その感覚を大事にしてください。

アドバイザーのくせに、感覚なんて非論理的なことを出すな、とお叱りを受けるかもしれません。ですが、薬局は対人業務です。しかも、これからさらにその要素を求められていくでしょう。

もちろん数字的な分析も行ってのことです。同じ条件で優劣付けがたいと悩むようなことがあったとき、経営者としての視点だけでなく、お客さんとしての視点も大切にしてください。

・見てわかるダメな薬局とは

皆さんも普段からよく感じていることだと思いますが、飲食店やショップなど、お店に入ったときの印象ってありますよね。薬局にも同じように「雰囲気」というものがあります。入口の入りやすさ、受付スタッフの応対、店内の明るさや清潔感などなど。人の第一印象は最初の三秒で決まると言いますが、店舗の場合でも印象はとても大事です。オーナーになった場合、その店舗が放つ雰囲気もそのまま引き継ぐわけです。

お店に入ったときに、もし自分が買い手だったとしたら、この薬局を引き継ぐことで幸せになれそうか。イメージしてみてください。経営者として、この薬局を引き継ごうと思えるかどうか。前経営者が大切に育てた店舗なら、そして、働く薬剤師や患者さんと良い関係を築けていればお店の雰囲気も良いはずです。

店舗の目利きで大切なのは、一利用者としての視点、目線で観察することです。それは、売上げとか加算とか、数字だけに集中していたなら、つかみとれない感覚的な部分。

そして、未来への想像力も大切です。

例えば、前の経営者が薬局の運営を頑張っていた。その結果、地域の患者さんがたくさん来てくれていた。けれど、その愛されたオーナーが「引退」となったら、患者さんはどう思うか。オーナーが変わっても、その薬局を頼りにし続けてくれるでしょうか。

経営者が変わることはあらゆるステークホルダーに影響を与えます。オーナーチェンジが後々、経営にどのような影響として現れるか、想像しながら総合的に考えることも重要です。

・買い手も様々、目的も違う

買い手側の薬局や関連会社も、やはり社風というのでしょうか、俎上に乗る条件というものがあるんですね。

例えば、何よりも処方箋の集中率が低い薬局を好む会社。例えば、在宅対応を高く評価する会社、しない会社などなど。そこには将来に向けての市場予測があり、会社の戦略がある。

要は、買い手の考え方次第になるんですね。

調剤大手の中でも、大病院の前でも良いという企業もある。医療モールじゃないと出店したくないという企業もある。大手といって多種多様、それぞれ別の見解になるんです。

ただ、薬局の経営上の数字に関しては、皆さんしっかりと認識されているので、要る・要らない、合う・合わないは明確です。その分、決断は早いでしょう。

先の章でもお伝えしましたが、薬局の買い手は、どうしても同じ業界にいる人たちに偏ります。業界の経営者同士であれば、「共通言語」で情報交換できますし、ポイントや背景も通じるものがありますから話は早い。それはそれで良いことだと思います。

ただし、年商一億円を超えるような薬局であれば、買い手はほぼ大きい企業。M&A専門部署の人たちが担当することになりますから、少々勝手が違います。同業者ならこれについて説明するまでもない…などは通じません。

最近では、大手商社なども薬局のＭ＆Ａに参入するようになりました。立地の良い繁華街や駅周辺などで、ドラッグストアのチェーン展開をしています。

一方、異業種のファンドも手慣れた買収手法で、薬局買収に乗り出しています。

それと、たまにあるのが、母国用に薬を仕入れたいという外国の方からの相談です。

「薬局をやりたい」ということでお話をたずねると「薬を母国に送りたい」とおっしゃる。もちろんお断りというか、「薬局を始めるのは、そんなに簡単なことじゃないですよ」と忠告します。

買い手も様々なのです。

──売れる薬局にするため

では、売れる薬局にするには、どうすれば良いでしょうか。

会社や店舗をすぐに売らないにしても、何を準備しておけばいいのか。まずは、現時点での薬局の価値を知っておいてほしいと思います。

今、売却することになったら、いくらであれば買い手が見つかるか。

近年の薬局Ｍ＆Ａの過熱で、市場は一服した感が否めません。残念ながら、これから薬局の売却価格は下がっていくことでしょう。「薬局の現在価値」を把握しておくことは、経営や売却で迷ったときの判断基準としても役立ちます。

ご自身が経営されている薬局が、「もし第三者が経営したときに、どれくらい利益が残るか」を把握することが大切です。この利益額の何年分の価値があるかは、専門家に確認する必要があります。

また実際にＭ＆Ａを考えた場合、どこに相談すればよいか目星をつけておくこともおすすめします。信頼できる仲介業者やアドバイザーと出会えたなら、現在価値を査定してもらうとよいでしょう。

次にやるべきなのは、企業価値を高める行動や、売れるための努力はどのようなものか。

・どこまで売り上げが増やせるか。
・取れるはずの加算は取れているか。
・処方箋一枚の利益率を上げる工夫を考えているか。
・在宅に取り組むことで点数が取れるか。
・生かせていない人件費はないか。

実際には、アドバイザーと一緒に、薬局の現状をキレイさっぱりと棚卸して、財務諸表も点検してもらうのが一番効果的かもしれません。

査定では、営業利益の何年分（営業権）を見ることが多いですから、売上げをアップさせてコストを下げることが大前提です。小規模薬局に多い、事業経費とプライベートの消費の区別できていない場合でも、将来、ＤＤが入ることになっても慌てずにすみます。

企業価値を上げる工夫は何でもやってみることです。

例えば、仕入れの価格を下げ、薬価差益を増やすために流行りの「共同購入」もおすすめです。卸業者と交渉しても、共同購入の納入価ほどの値引きはほぼほぼ期待できなくなっています。弊社（バシラックス）は、そういった、共同購入を使い、仕入れの見直しのお手伝い行なっております。さらに、在宅の導入のサポート、在宅患者の獲得サポート、そして、地域体制加算の取得までサポートしております。いますぐ、売却しましょうとＭ＆Ａをせかさず、バリューアップしてから売却しましょう。

また、ＳＮＳや動画配信サイトなどの活用にもチャレンジしてみるのも、時代に合った努力でしょう。おすすめできるのは弊社の特長ではないでしょうか。

薬局を譲渡、売却するその日が来るまで、毎日の業務に追われながらも、出口戦略を立てておくことが重要です。早めに専門家に相談して、準備をしておく。企業価値を高めつつ、いつでもＭ＆Ａができる態勢を作っておいてください。

業界に詳しいアドバイザーであれば、業界の動向や買い手となる交渉先の求める傾向や戦略などを把握しています。出口のイメージができていれば、それが実現するためにはどんなことが必要なのかを提言してくれるでしょう。

以前、買い手側としてお付き合いをさせていただいたことのある企業の社長より、もし現状で会社を売却したらいくらになるか、という連絡を受けたことがあります。そこで早速、簡易的に査定をさせていただき、現在価値（営業権と時価純資産）をご報告しました。その数か月後に、その企業では従業員がたて続けに退職をすることがあり、人材不足に陥ってしまったそうです。このまま経営を続けるために人材の確保に走るのか、それともここで会社を売却し、大手企業などの傘下に入るのか、という判断においてその報告をもとに決断できたとお聞きしました。

余裕をもって判断が下せるように、経営者たるもの準備は万全にしておくことをオススメします。

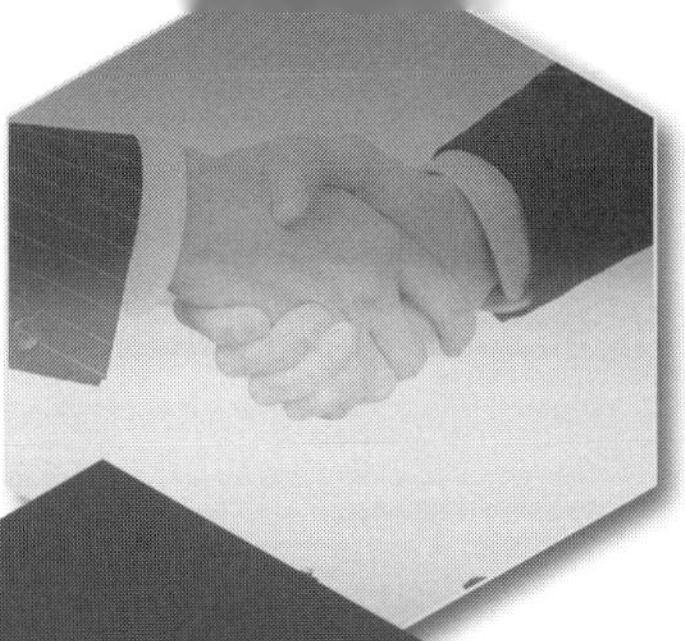

5

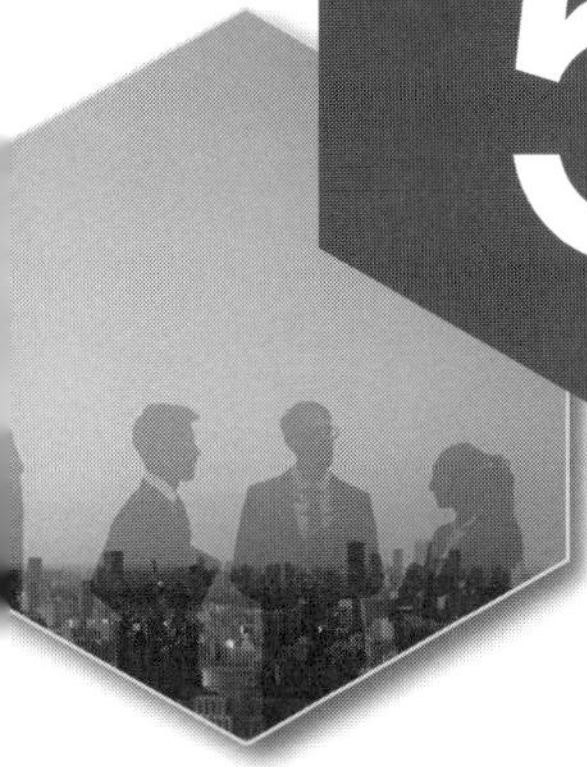

賢い薬局M＆A
成功させるコツ

薬局の価値評価や業界の現状はお分かりいただけたかと思います。

では、実際にM&Aを成功させるコツを見ていきましょう。ポイントは七つです。

一．即応でアウトレット価格を狙う――すぐに動ける体制を作る
二．調剤報酬改定のタイミングと価格変動
三．意向証明書を見て考えよう
四．レーマン方式の計算に注意
五．持続可能なM&Aとは――誠意をもって譲受してもらえるかが基準
六．アドバイザー・担当者のレベルを見抜く方法とは
七．反社を介入させない方法

一．即応でアウトレット価格を狙う――すぐに動ける体制を作る

良い会社を安く買うためには、「即動けるかどうか」がカギ。これは、薬局に限ったことではありませんし、普段のお買い物も同様ですよね。掘り出し物を見つけても、懐が厳しければ手を出すことができませんから。

新しい事業に進出したい、現在の事業を他地域で展開したい。そんなときに優良案件を紹介されたらどうでしょうか。しかも相手は急いで売りたいから、かなりの好案件。

ですが、ない袖は振れません。いろいろと相談している間に、他社で成約されてしまった。そんなことにならないように、触手を伸ばせる準備をしておきましょう。

「いやいや。薬局Ｍ＆Ａは飽和状態でピークは去ったと言ってたでしょ」と思われたかもしれません。ですが、事業がうまくいってても資金繰りが原因による倒産ということもあります。

例えば、人材不足で来週から人がいなくなる、明日には資金がショートするなど、いわゆる黒字倒産の場合、今すぐ誰かが買ってくれないと社員が路頭に迷うことになります。相手に時間的余裕はありません。実際に優秀な会社で、もしこれが資金ショートがなければ、一年でも時間をかけて、今回の提示額よりも良い条件で相手先を見つけようとしたかもしれない。

Ｍ＆Ａにおけるアウトレットとは、そういうものだなと思うときがあります。

Ｍ＆Ａで賢く買うには、即動けるかどうかが一にも二にも重要になります。

そのためにはＭ＆Ａに秀でた人材であったり、資金であったり、常に余裕を持った経営をしておくことで、買い手としてのチャンスが掴めるのです。

二．調剤報酬改定のタイミングと価格変動

M&A市場における調剤薬局の評価や価格は一定してはいません。株式と一緒で、その値動きには波がありますから、買い時・売り時のタイミングが存在します。

値動きのきっかけとして注目したいのは、二年に一回やってくる調剤報酬改定です。この改定内容によって、保険医療サービスの対価として受け取る調剤報酬、つまり薬局の売上げの全体が変わってしまうからです。

薬局の経営者は、この時期は調剤報酬改定なども含めて、医療関連の報道を注視しています。次の改定では、「どの項目が何点数を減らされるのか、変更のポイントは何か等々…」。

もちろん厚労省の中央社会保険医療協議会による基本方針、発表次第。「改定後の新しい点数はこれぐらい下げられるぞ」といったネガティブな方向性が出ると、薬局の価格が安くなったりするのです。

買い手だったら、そのタイミングを狙うと良いわけです。

逆に、「今回の報酬改定ではそれほど点数は下がらなかった。むしろ中小規模にとっては有利な制度改定があった」となれば、四～六月が高値になる可能性が出てきます。

つまり、売り時がやってくるだろうと予想できる。

二〇二二年は調剤報酬改定の年でした。今回の改定では、前回と比べ、中小の調剤薬局に対す

る変更やダメージは少なかったので関係者は安堵しました。

Ｍ＆Ａを検討する際は、報酬改定の中身をチェックし、売買のタイミングを図ることをおすすめします。

三．意向証明書を見て考えよう

意向表明書は、買い手から売り手に向けての「ラブレター」だとよく言われます。正式な決議に則り、条件の内容や金額、希望する時期などを示し、印鑑を付いたものをお渡しするというのが意向表明書です。

Ｍ＆Ａのプロセスにおいて、売り手は先方（買い手）から「この額で買いたい」と正式な文書で表明されない限り、確信が持てない部分がある。意向表明書をもってようやく、価格をはじめとした諸条件が確認できるのです。

「ラブレター」だとか「正式な決議に則り」等々を述べましたが、意向証明書に書かれた価格が怪しかったりする場合もあるんですよ。といっても、買い手が怪しいわけではありません。

これまで何度もお伝えしたように、仲介業者が買い手に当たりもせず、適当な金額を提示しているような場合があるからです。

買い手の会社の印鑑が押してある正式な文書なのですが、念のため、この意向表明書の裏をちゃんと確認してください。

M&Aの世界では「一見きれいで正しく見える書類であっても、それが本物かどうかわからない」ということもあり得るのです。

四．レーマン方式の計算に注意

某大手仲介会社では、トップ面談だけで一〇〇万円、基本合意だけで一〇〇万〜三〇〇万円が請求される場合があります。売り手と買い手を「会わせるだけ」で、その結果がどうであれ一〇〇万円の手数料を支払うわけです。

前にも紹介しましたが、仲介業者が受け取る成功報酬の計算にはレーマン方式を使うことが一般的です。そのなかで、負債を含む移動総資産額に手数料率を掛けるのが「総資産レーマン」です。

例えば、ある会社を一〇〇〇万円で譲受するとします。仲介会社の多くは取引価格が一〇〇〇万円だとすると、五%を報酬として受け取ります。

例えば、取引価格が一〇〇〇万円。負債が一〇億円。資産として不動産が一〇億円だとします。

大手のＭ＆Ａ仲介会社の場合は、次のようになります。

取引価格一〇〇〇万円に、不動産一〇億円と負債部分の一〇億円が移動したという考え方に基づき、その部分に応じた手数料が発生するのです。

一〇〇〇万円＋一〇億円＋一〇億円＝二〇億一〇〇〇万円の案件になるわけです。

一般の概念からすると、一億円の営業権に対して一億円の負債があった場合、プラマイゼロになりますが、この計算では（－）や（▲）は関係ありません。単純に数字だけを足していきます。

この「移動総資産方式」は、実は大手仲介会社が手数料をしっかり受け取るために考えられた方式なのです。合計の総額を金額に応じて切り分けて、それぞれに対応する手数料率を掛けた金額の合計が成功報酬として請求されることになります。

同業の我々から見ても、この成功報酬に対する考え方は、一般の感覚と大きくかけ離れているとしか思えません。

調剤薬局の売り手はシニア世代の方々ばかりです。仲介会社の実態やＭ＆Ａの仕組みや手数料についてほとんど分かっていない方が多い。何も知らずに、提案された金額や条件を「こんなものか」と受け止めてしまっているわけです。

親族の方が売却予定だと聞いたら、相見積もりをすすめてさしあげてください。また、レーマン方式の中でもどの計算方法かも必ず確認するようにしてください。

五．持続可能なM＆Aとは——誠意をもって譲受してもらえるかが基準

二〇一九年ころから、調剤薬局は七兆～八兆円ほどの市場規模に成長しました。それまでの三〇年間、それこそ大手リース会社や大手商社なども参入してこなかったわけです。

調剤薬局をやって楽に儲かるのなら、他業界から様々なハゲタカが乗り込んできたことでしょう。ですが、「利益率は低いし、ややこしい」「薬剤師たちにやらせておけばいい」というのが、他業者からの見方や評価であり、経済界全体からもそう思われているのでしょう。

なので、買い手は基本、薬局関連企業になるわけですね。

そんな同業者との良いM＆Aを導くのは何でしょうか。

それは究極、価格よりも残されるスタッフ、ドクターや患者さんとの関係を視野に、誠意をもって譲受してもらえるかではないでしょうか。

私（大道）は埼玉県川口市で、七〇代のおばあちゃま薬剤師が足を骨折したことが契機となり、小さな薬局をはじめて譲り受けることになりました。

その薬局を買った後、処方元のドクターからは「こんなちっちゃい薬局、もうなくなってしまうと思っていた」といたく感激され、おばあちゃま薬剤師さんだけでなく、ドクターや患者さんなど、みんなが本当に喜んでくれたのです。

もちろん私自身も買い手としてお役に立てたことが嬉しく、登場人物みんながハッピーだった

んですね。

「誠意をもって譲受してもらえるだろう」

少なからず、私は売り手である高齢の薬剤師から、そのように思っていただけた。その薬局は今も継続して営業していて、自分が「持続可能なＭ＆Ａとは何か」を考える良いきっかけになったと受け止めています。

売り手・買い手が直接会う機会は少なかったりします。もちろんトップ面談では挨拶を含めて互いに質問や確認をしあいます。ですが、それ以外では両者が会うことはほとんどないため、時間的に話を聞くという機会はあまりないかもしれません。

それでも、これまで大事に育ててきたスタッフや薬局に対する思い・経験を、買い手がどう引き継いでくれるのか、そういった点も具体的に尋ねることをおすすめします。

今後も関係者から愛される薬局であり続けて、地域の包括的医療に貢献していくなかで、売上も伸ばせるようなＭ＆Ａを目指して欲しいのです。

誠意を持って薬局の価値を判断してくれる買い手は、できる限り、良い金額・正当な評価で譲受してくれることにもつながってきます。

誠意もって、譲受してもらえるか——。

それが結局、賢いＭ＆Ａなのではないかと思います。

六．アドバイザー・担当者のレベルを見抜く方法とは

薬局に絞らずとも、M&A業界はこの一〇年ほどで急成長した業界です。そこに携わる仲介アドバイザーの半数以上が取引経験が二～五年以下という人たちで占められています。つまりアドバイザーや、担当者の質やレベルにも大きな差があるのです。

薬局M&Aを扱ったことのある経験者であれば、まずは次のチェックポイントを確認します。

①処方元の先生との関係は良好か
②現在のスタッフはそのまま残ってくれるか
③卸会社との取引は経営が替わってもそのまま残せるか
④保健所や厚生局の基準は、今も全て満たしているか

この四項目がクリアできていない薬局は、その時点で次の段階には進むことは困難です。ですが、このような基本的なことも確認せずに「責任をもって買い手を探してきます」などと言うアドバイザーもいるのです。

繰り返しになりますが、M&Aとは、担当者の経験と知識がものをいう世界です。でも、依頼者にしたら、その担当者が自分にとって本当の意味でのアドバイザーなり得るかはわかりません

よね。

だからこそ、売り手であっても買い手であっても、仲介業者に全部任せてはいけない。おんぶに抱っこではいけないということです。

前述したように、専任を結ぶことが有利に働くとは限らない。むしろ有益な情報や客観的な意見を得る機会を遮断されて不利益を被る場合すらある。ある程度は目利きができないと、その仲介業者が良いかどうかもわからずに契約締結に持ち込まれてしまいます。

Ｍ＆Ａは完了するまでにはかなりの時間と労力を要します。早めの準備だけでなく、動きだしたあとも積極的に携わっていくことをおすすめします。

Ｍ＆Ａ仲介は、大きな金額が動きます。アドバイザーの認識の甘さやワンミスで億単位のズレが生じる世界でもあります。クライアントの方々は、任せたのだからそのアドバイザーや担当者を信用するしかないと思われるでしょう。Ｍ＆Ａに慣れていなければなおさらです。

ですが、仲介業者やアドバイザーによって動く金額が変わってくるのですから、しっかりと担当者についても目利きをしましょう。

・アドバイザーを評価する

Ｍ＆Ａを成功させるためには、個々にアドバイザーのレベルを測っていただくしかありません。

調剤薬局であれば、業界全体、介護業界、ヘルスケア業界に至るまで、どれぐらい理解し、経験や実績があるのかという点が非常に重要になります。

売り主は、その業界で長く経営をされてきた方々がほとんどです。業界動向や時事的な情報、相場観などの知見がどれくらいあるかといったことなどは話してみればすぐに分かるはずです。

実は、買い手となりうる候補先の名前をリストにして出すことは誰にでもできてしまいます。大手企業の買い手であれば候補を絞ることぐらいは簡単だからです。

大切なのは、その大手企業はどのような戦略を持ち、M&A市場でどう拡大して行きたいのか、その見通しや動向までも語れるかどうか。

我々もご相談をいただいたときには、「A社よりもB社とC社のほうが、双方にとって良いマッチングになるはずだ」といったイメージができ上がります。地域や処方箋の集中率、規模感、どんな性質の薬局か、そこには薬剤師が何人いて、処方元の先生はどんな先生なのか。企業価値と条件を総合的に考慮して「ここを提案しよう」と検討なるわけです。

そこが肝になります。

売り手の意向とともに、将来をちゃんと語れるアドバイザーを選ばない限り、良い買い手に出会うことは難しいように思います。上場しているM&A仲介会社だから大丈夫。CMにも出て社名も知られているから安心。と考えないほうが賢明です。

まずは担当者に、どれぐらいの経験や取引実績があるのか尋ねてみてください。

参考にアドバイザー・担当者のレベル別診断を作成しました。

見ていただくとわかりますが、アドバイザーに求められる資質、要件はたくさんあることがわかります。

当然、人には得手・不得手がありますから全て満点とはいきません。

結局のところ、レベル1～10を含めた、総合力といえそうです。

ちなみに、コミュニケーション能力が長けていることと人格や人間性とは比例しませんから、総合的に判断してほしいと思います。

■アドバイザー・担当者レベル診断のポイント

レベル1　コミュニケーション力

・受け答えははっきりしているか
・何でも話せる雰囲気があるか
・顧客の話を傾聴する姿勢があるか

レベル2　知識

・業界の一般的な知識、時事ネタ、最近のニュース、業界の構造・問題点、国の政策について話せるか

レベル3　経験

・M&Aの経験年数、成約件数、扱っている案件の特色・特徴

レベル4　専門性

・税金や法律的な知識の有無、社内での専門家との連携体制
・M&Aの段階ごとの契約内容
・契約上の重要事項
・DDについて正しく説明できるか
・報酬体系、金額、計算方法、請求時期

レベル5　片側（FA）の可否

・仲介ではなく片側（FA）も可能か
・FAはできるか（一般的には仲介をやりたがる）
・仲介とFAのメリット、デメリットを正しく説明できるか
・納得して仲介を任せられるか
・専任契約を断ってみたときの反応（過剰に専任を推さないか）

レベル6　買い手の候補先

・すぐに候補を挙げられるか
・買い手企業の戦略や方向性が語れるか
・ファンドや他業種など特徴のある買い手を知っているか

レベル7　スケジュール

・どのような流れになるか、その段取りが明確に話せるか
・初回相談からDD、クロージングまでの期間見積もりは適切か

レベル8　最大のビックディール

・過去の経験、最も取引金額の大きかった案件の内容
・その案件で大変だったこと、学んだことなどはどんな点か
（企業名などは匿名でOK）

レベル9　売り手とのリレーション

・M＆A完了後も売り手との良い付き合いが続いているか（物語を聞く）

レベル10　相性・人柄、信頼関係

・長い期間付き合っていけるか
・信頼するに値するか
・大切な知人（案件等）を紹介できるか

七．反社を介入させない方法

M&Aの世界は、有象無象が集まっているため、反社会勢力が介入しないようにすることは非常に重要です。

いつの間にか反社会的勢力がM&Aにかかわっていたとしたら何が起きるでしょうか。

もしも、売り手側、買い手側、仲介事業者の誰かが反社と関係を持っていたとしたら、大変なコンプライアンス上のリスクです。M&Aの途中で相手や仲介業者が反社と関係していることがわかれば、その案件は白紙に戻さざるを得なくなる場合も出てくる。

万一、売り手や買い手が反社会的勢力だった場合、いわゆるフロント企業を設立する目的での買収や薬品の違法販売、マネーロンダリングに悪用される可能性も否定できません。

ここ五年で急激に増加したM&AやFAの業者に反社勢力と関係ある人が勤めていないとも言

いきれません。

Ｍ＆Ａで反社勢力とかかわらないようにする対策には、大きく分けて二つあります。

①契約書の反社勢力・暴力団排除条項

Ｍ＆Ａの各プロセスで結ぶ契約書類に反社勢力・暴力団排除条項を盛り込み、反社勢力とは一切関係が無いことを宣誓、保証させる。

この条項への回答が無かったり、あるいは虚偽の宣誓や保証が行われたら契約を解除することも条項に盛り込むことが適切です。

②できうる限りの反社チェック

暴力団関係者だけでなく、いわゆる詐欺集団や半グレ集団や総会屋なども含むのが反社会的勢力です。知り合ったばかりの企業が果たして反社勢力に該当するかどうかを判別するのはとても難しい。なので、もしも相手に何らかの違和感があれば、できる限りの「反社チェック」をしてみてください。

例えば新聞のデータベースやインターネットあるいは信用調査会社の情報から会社名や住所、役員や株主の名前を犯罪名や違法行為名とともに検索する方法があります。

Ｍ＆Ａの目的や譲渡・譲受後の計画なども良く確認してみる方法もあります。

話の内容が腑に落ちなかったり、破格の好条件を提示してくるような場合は入念なチェックへと移行します。

ここまで来たら、付き合いのある弁護士に相談する方が良いでしょう。民間企業が警察に照会を依頼しても、必ず答えてもらえるとは限りません。

M&A業界とは、不動産売買の後追いのようなところがあるんです。だからこそ、我々がこだわっているのは、他社からの相談案件ではなく、直接、売り手から相談いただく案件しか受付けませんし、業務を行わない。

顧客をリスクから守るためにもそう決めています。

登録制度は、M&Aの専門業者を選ぶ一つの目安になるかもしれませんが、前述の通り、アドバイザーとは経験値がものを言う世界でもあります。経験や成立件数も訊くようにしてみてください。アドバイザーの質的レベルを確認することは、反社勢力への防御も含めて、あらゆるリスクを遠ざけることにもつながります。

M&Aは「売ったら終わり」ではない

M&Aは、「売ったら終わり」ではありません。

Ｍ＆Ａには、ＰＭＩ（Post Merger Integration）と呼ばれる、大事なプロセスがあります。ＰＭＩは、譲渡・譲受会社で行う統合・融合の作業プロセスのことで、「経営統合」「業務統合」「意識統合」の三段階があります。

異なる会社・事業を一つにまとめるわけですから、経営戦略（ビジョン、戦略、ビジネスモデル、マーケティング等）、管理体制（組織、業務管理、人事制度等）、運用体制（業務、システム、従業員意識等）を統合していくための作業が必要になります。

このＰＭＩは、売り手の経営者が調整役となって加わるケースが多く、仲介会社のアドバイザーがその後のフォローをすることはほとんどありません。

アドバイザーからしたら、「クロージング」が終わればお役御免というわけです。

ところが、我々はここからアフターフォローに入ります。なので他社と比べて、少々変わっているかもしれません。

売上げなどの数字がきちんと取れているか、スタッフや関係者の皆さんとうまくコミュニケーションが取れているかなど、定期的に訪問して確認するようにしています。

そのＭ＆Ａで譲渡側が大切にしていた点がきちんと引き継がれているか。譲受側が予定していたとおり、運営が滞りなく進んでいるか。それができていなければ、両者にとって成功したＭ＆Ａとは言えないからです。クロージング後のフォローは、Ｍ＆Ａアドバイザーが担う責任の範囲だと思っています。

・アドバイザーはコンサルティングもする買い手の伴走者

買った後も経営がちゃんと成り立つよう、利益が出せるように自分たちの責任でフォローアップしていく。我々が考えるＰＭＩには二つの観点があります。

①買い手が引き継いだ事業価値を落とすことなく維持できているか。
②その事業価値をさらに伸ばしていけるか、またはそれができているか。

譲受後、本来の事業価値を落とすことなく維持できているか確認するのは、担当したアドバイザーとして当たり前です。

例えば近隣の医療機関からの処方箋が六割、残りの四割が他の医療機関からの処方箋というのは、とてもバランスの良い経営です。その四割を今後も維持して、どういう形で集患していくか。新しい経営者とスタッフの足並みがそろっているかは重要です。

最新のシステムを導入するとか、アプリやメールで処方箋の画像を送ってもらって患者さんの時間を節約するとかいった様々な企業努力には、薬剤師との連携が欠かせません。経営者が代わった新体制でも、一丸となって今も価値を継続していけているか。

我々はいろいろな角度から、その後の状況を見させてもらう機会を作っています。

また薬局の買い手の中には、「患者さんにジェネリックをおすすめるのが得意なんですよ」とおっしゃる方がいます。ジェネリックの後発体制加算は、八〇〜八五〜九〇％といった段階に応じた加算がもらえます。

「現時点では七〇％ですが、八〇％に引き上げられると思います」というような具体的な目標を持っている方には、その見通しが達成できているか。さらに伸ばすには何ができるか、などを話し合います。

新たな経営者として、自身の強みを存分に生かせているか。それが実現できる環境が保たれているか。我々はその部分にも注目しています。

例えば　現状では、地域支援体制加算が取れていないが、取れる見込みはありそうだという店舗もあります。地域支援体制加算の要件として、管理薬剤師が勤務一年以上の条件をクリアしなければなりません。買い手となることを前提に、我々がその間、フォローアップをさせていただくこともあります。一年後にはこの基準が取れているように、一緒に伴走をさせていただくわけです。

我々は仲介のアドバイザーですが、仲介業務だけを担っているわけではありません。同じく薬局を経営している経営者としての視点で、薬局のコンサルティングも行っています。

例えば、個人では難しい薬を共同購入をすることで仕入れ額を抑えたり、在宅支援として患者さんを増やすノウハウを提供したり。

薬剤師が足りなくなってしまった店舗に、良い薬剤師を紹介したり、必要であれば派遣のお手伝いもする。

買い手側の方から「卸会社との引き継ぎをつないでほしい」と依頼されることがあります。そういう場合は、「こちらの薬局さんは、経営者が変わるので宜しくお願いします」と卸会社に紹介するようにしています。卸会社との取引は、その店舗の事業展開に直接影響しますのでとても大切です。

こういった形で、薬局の業務全てに全方位でバックアップしています。

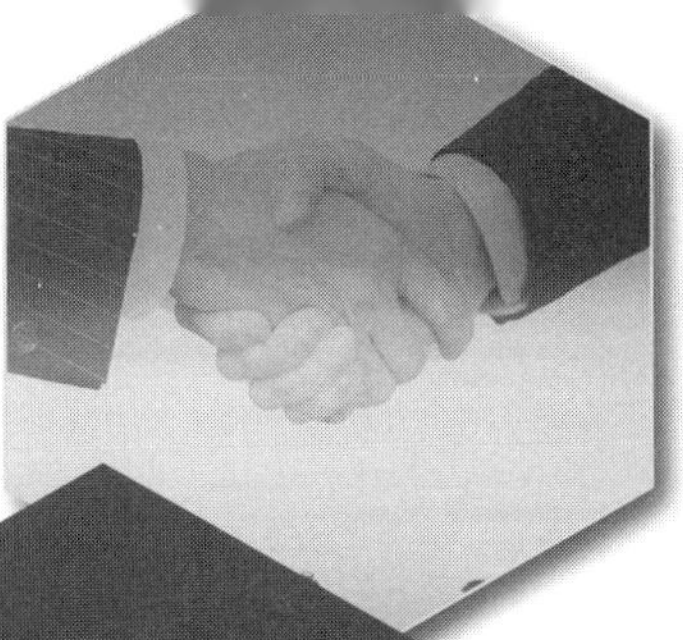

6

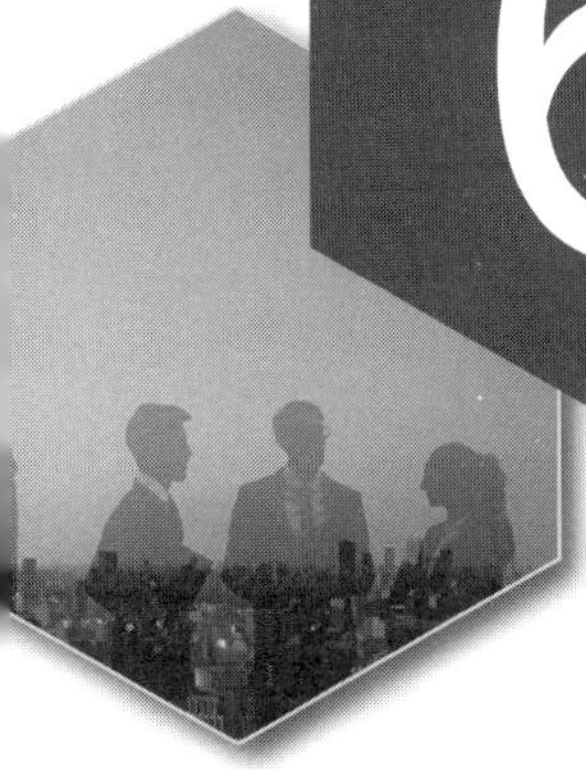

国の支援と M＆A業界の今後

M&Aの業界の内情やM&Aのフロー、成功させるポイントなどをお話してきました。私たちがM&Aのアドバイザーであることから、企業譲渡や買収をさせようと思っていると誤解されても仕方ありません。もちろん私たちもビジネスをしていますから、その側面はあります。

ですが一番強い思いは、M&Aにおける業界の健全化です。

クライアントだけでなく、多くの方からこれまでお話をうかがってきたなかで、「なぜ、こんなに手数料を払ってしまったのか」「なぜ、担当者のミスで被害を被ってしまったのか」と思うようなことが多かったのです。

ただ、それも当然なんですよね。M&Aに慣れている大手企業やファンドの方々ならいざ知らず、事業承継など初めての売却で勝手を分かっているわけがありません。すると仲介業者の言うがままで、どんどんとすすんでしまうんですね。

序章でもお話したとおり、日本では高齢化社会に伴い、今後も中小企業の事業承継が増えていくことでしょう。であれば、生涯一度のM&Aをどうか成功させて、その後の人生も有意義なものにしていただきたいと本当に願っています。

そこで簡単になりますが、国の支援についてもお話しましょう。

ただし、お察しのとおり、国の予算方針は毎年変わります。また、補助金などの申請は条件が変更になります。なので、ここで書いたことが必ずしも、皆さんの状況に合致することも、読者の方が実際にM&Aを実行なさるときに適用されるとも言えません。

ただし、「こういったことがあったはず……」と情報として知っておくだけで、業者の言うがままのM&Aから脱却できる可能性が高まるはずです。

中小企業庁の支援活用

中小企業庁のホームページをご覧になったことはありますか？　中小企業庁は、さまざまな角度から事業活動を支援する対策を展開しており、ホームページでもサポートや情報を多々掲載しています。

新規事業を立ち上げたい方だけでなく、M&A支援も行っています。中小企業庁の資料によると、中小企業においては次のような現状と課題を報告しており、より具体的な数字で現状を紹介しています。

・二〇二五年までに七〇歳（平均引退年齢）を超える中小企業・小規模事業者の経営者は約二四五万人となり、うち約半数の一二七万（日本企業の三分の一）が後継者不足

・現状を放置すると、中小企業・小規模事業者廃業の急増により、二〇二五年までに累計で約六五〇万人の雇用、約二二兆円のＧＤＰ（国内総生産）が失われる可能性

・第三者承継のニーズが顕在化する経営者は今後一気に増大する可能性

　中小企業庁によりますとM＆A案件は近年増加傾向にあるものの、先のように後継者不足の母数に比べるとまだまだ少なく、さらなる対策が必要で、M＆A業界全体の適正化及び小規模M＆Aマーケットの健全な成長を促していくとあります。

　当時、行政改革担当大臣だった河野太郎氏が、仲介業者の手数料について言及したように、国を挙げて中小企業のM＆Aを正しく活性化すべく後押しをする方向性ということです。

　これは、多くの中小企業が培ってきた技術力や人材、経営資源を次世代にきちんと引き継いでいくことこそ、日本経済の持続的な成長に繋がるという認識だからだと思います。

　今後、国の支援策はさらに強化されていくかもしれません。中小企業庁の情報を常にキャッチして、賢いM＆Aを行ってください。

事業承継・引継ぎ支援センター

「事業承継・引継ぎ支援センター」は、後継者不足の中小企業・小規模事業者に対して、専門家が事業承継や引継ぎの課題解決に向けた助言やセミナー、情報提供などを行っています。

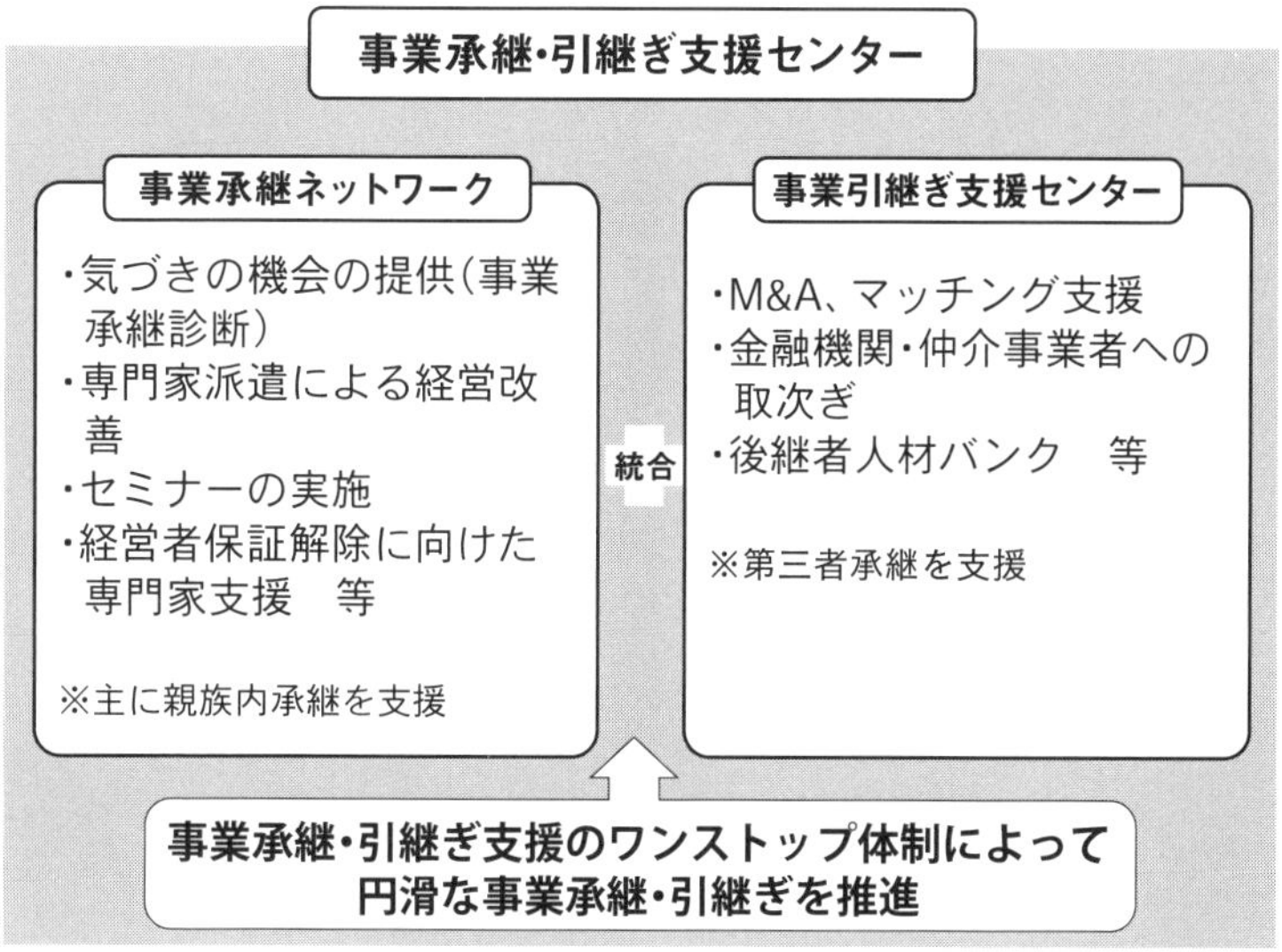

全国四七都道府県に設置されており、事業承継全般に関する相談対応や事業承継計画の策定、Ｍ＆Ａのマッチング支援などを原則無料で実施しています。

Ｍ＆Ａに不安な方も公的機関であれば、安心してご相談できるかと思います。ホームページによると相談件数は令和二年度が一一六八六件で、令和三年が二〇八四一件。累計数も右肩上がりです。

公的な機関で相談料も無料になるため、どうしてもスピード感だったり、微に入り細を穿つとまではいかないかもしれませんが、それでも全国で認知され、支援を広げている。中小企業や小規模事業のオーナーにとって頼もしい存在でしょう。

まずはセミナーに参加するなどしてみるのもよいのではないでしょうか。そこで良いマッチング支援をしてもらえれば、それにこしたことはありません。

登録制度とトラブル相談窓口

二〇二一年から「M&A支援機関登録制度」が始まりました。中小企業庁ホームページによると、事業承継の支援をするアドバイザリー会社、コンサル会社、会計事務所など二二七八件（二〇二二年現在）が登録されています。もちろん、我々も登録しています。

この登録制度は、二〇二一年四月に中小企業庁が公表した「中小M&A推進計画」に基づくものです。前述したとおり、今のM&A業界には業法もなければ、規制もありません。アドバイザーを名乗るだけなら、特に資格も必要ないのです。中小企業庁は「中小M&Aガイドライン」を定めることで、今後の規制に向けたベースを形づくっているのでしょう。

ガイドラインでM&A支援業者に求められる規定は以下があります。

①「中小M&Aガイドライン」の遵守を宣言すること
②仲介またはFA業務は「中小M&Aガイドライン」に基づいて実施すること
③行った支援内容について実績を報告すること

■Ｍ＆Ａ支援機関登録内訳

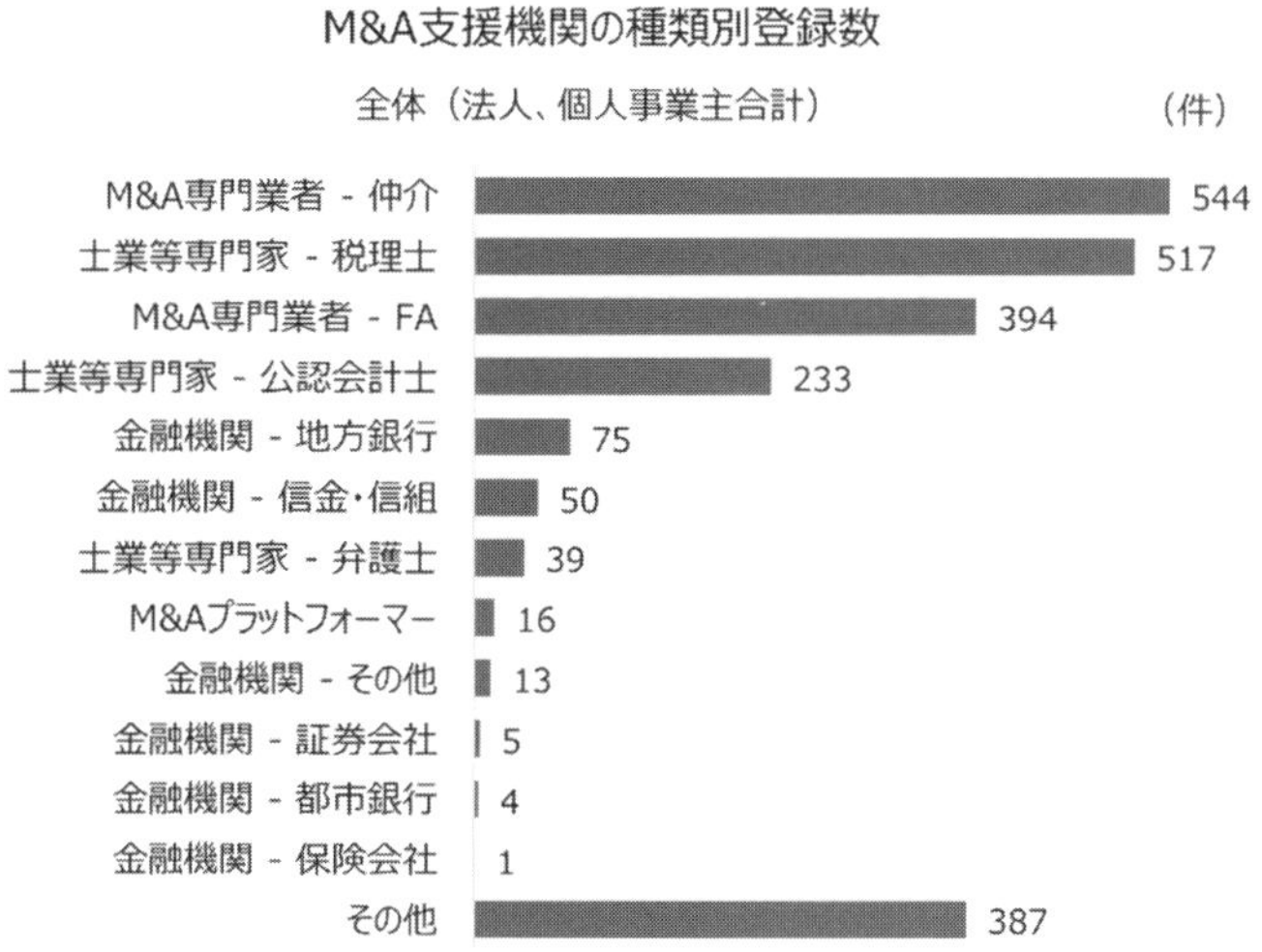

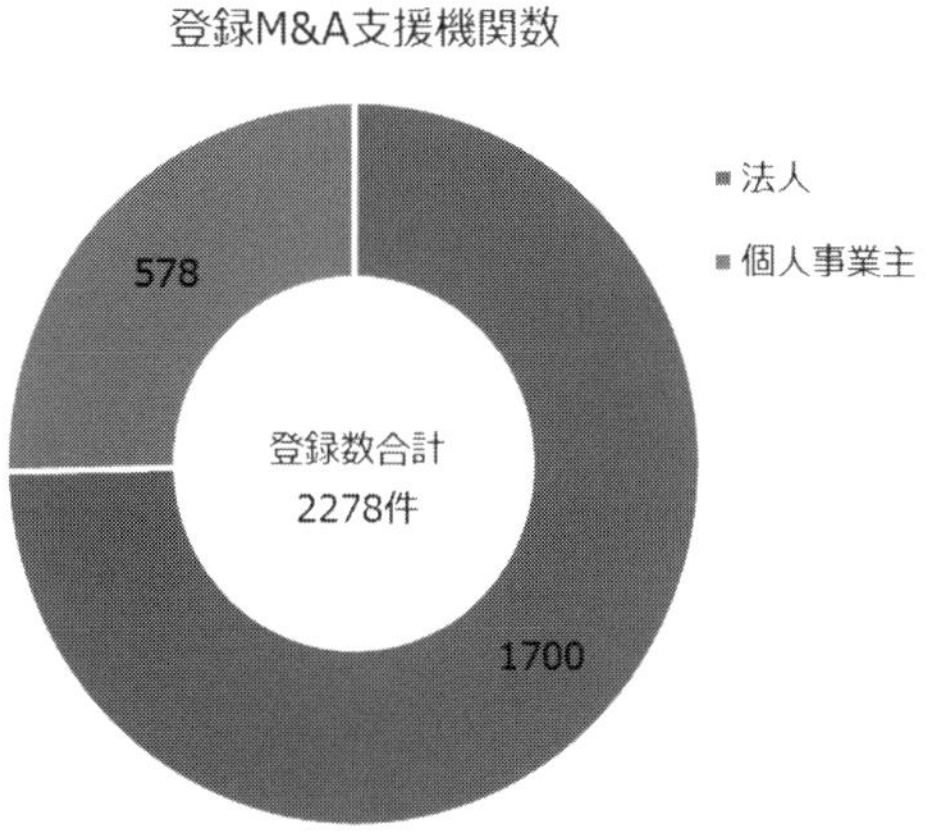

出典：中小企業庁『Ｍ＆Ａ支援機関登録制度に係る登録ファイナンシャルアドバイザー及び仲介業者の最終公表について（令和三年十月一五日更新）』より
https://www.chusho.meti.go.jp/zaimu/shoukei/2021/211007m_and_a_01.pdf

④M&A支援事業者としての登録要件を満たしていることを自社のホームページに明記すること。また、登録要件を満たしていることを書面で顧客に事前説明すること

現状では、M&A専門業者が登録する際は書類審査のみで、毎年度の実績報告は義務となっています。正当な理由もなく報告がないような場合、翌年の継続ができなくなる可能性がある。最悪、更新を待たずに登録が取り消される場合もあるようです。

なぜ毎年度、実績報告を提出させるのか。この狙いは専門業者が大企業、中小、零細企業に至るまで、その年に手掛けたM&A案件全ての情報を収集する目的もあるように思います。

仲介会社、買い手、売り手が上場企業であれば、IR資料やアニュアルレポートなどを通じて公表されます。それによりM&Aの実績や売り手、買い手の傾向などがわかります。ですが、本当に制度を利用してほしい中小企業や個人事業者などの実態や、M&Aの内実は現状、誰も把握できていないわけです。

これから健全なM&A業界を求める中小企業庁としては、その対策を求められているのです。

また、案件増加により残念ながら増えてしまっているM&Aによるトラブルについても、「情報提供窓口」が設置されています。登録済みのM&A支援事業者に問題がある場合、その情報を受け付けるというものです。

金融や保険関係では金融ADRという紛争解決制度が定着していますが、M&Aではトラブル

の情報を一元的に受付ける窓口も未整備でした。今後、Ｍ＆Ａにかかわるトラブルも中小零細企業の実態も含めた具体的なＭ＆Ａ関連の白書やレポートが、より詳細に統計とともに公表されることになるでしょう。

現時点で登録制度は、大きな権限はないため、業者側にとってそれほどのメリットはありません。ですが、手数料をはじめとして、必要な資格や免許制度など、諸々の整備が登録制度を起点に始まっていくのではないかと我々は期待しています。

と同時に、Ｍ＆Ａの専門業者を利用する顧客にとって、業者の平準化や仲介会社の質が担保されるような制度になってくれることを願っています。

補助金や財務サポート

事業承継や引継ぎに、補助金制度があるのをご存じでしょうか。令和三年度の補正予算による「事業承継・引継ぎ補助金」は、前年度に実施された「事業承継補助金」と「経営資源引継ぎ補助金」を統合した補助金です。つまり、今後もその内容は変わってくることが考えられるため、本書では詳しく解説できませんが、二〇二二年時点で申請できる内容について簡単に解説しておきます。

令和三年度の補正予算による「事業承継・引継ぎ補助金」は、経営革新事業、専門家活用事業、廃業・再チャレンジ事業の三つがあります。

・経営革新事業：事業承継やM&A後の経営革新（設備投資・販路開拓など）を行うための事業費を補助
・専門家活用事業：M&Aで専門家（アドバイザーやFA）を活用した際の費用を補助
・廃業・再チャレンジ事業：既存事業の廃業費（原状回復費、在庫処分費など）を補助
※ただし、廃業だけでは申請できない

少しだけ細かく見ていきましょう。

経営革新事業は、他の事業者が保有している経営資源を引き継いで創業した場合の「創業支援型」、親族内承継等により経営資源を引き継いだ場合の「経営者交代型」、M&Aにより経営資源を引き継いだ場合「M&A型」があります。

・・・・・・・・・条件を満たした場合に限り、二分の一から三分の二（上限　最大六〇〇万円）の補助が受けられます。

専門家活用事業は、「買い手支援型」と「売り手支援型」があり、M&Aでの専門家活用に係る費用や仲介に係る費用の補助を受けることができます。

条件を満たした場合に限り、三分の二（上限　最大六〇〇万円）の補助が受けられます。ただし、ＦＡ・仲介費用については、「Ｍ＆Ａ支援機関登録制度」に登録された業者への費用だけが補助対象となります。

廃業・再チャレンジ事業は、条件を満たした場合に限り、三分の二（上限　最大一五〇万円）の補助が受けられます。ただし、廃業だけでは申請することができません。先の「経営革新事業」または「専門家活用事業」と併用申請することが可能です。Ｍ＆Ａが成約せずに廃業せざるを得ず、再チャレンジに取り組もうとする場合等において、単独で申請することが可能になります。

この制度で、中小企業のＭ＆Ａに対する費用的なハードルが少しでも下がることを期待しています。

また、補助金以外にも中小企業の円滑な事業承継を支援するために、さまざまな財務サポートが用意されていますので一部、抜粋してみましょう。

- 経営資源集約化税制
- 登録免許税・不動産取得税の特例
- 日本政策金融公庫等の融資、信用保証等
- 法人版事業承継税制（特例措置・一般措置）

・個人版事業承継税制

なお、申請については必ず中小企業庁などのホームページで確認し、担当するアドバイザーに相談してください。条件などは今後も、年度によって変わっていくと思います。

ここで大まかながらも、補助金などについて取り上げたのは、こういったサポート制度があること自体を知っていただきたいからです。活用できるものは貪欲に活用して、M&Aを成功させてください。

譲渡＝引退ではない

株式譲渡であれ事業譲渡であれ、譲渡をしたあとは引退しなければといけないと考える経営者が多いのですが、そんなことはありませんよ。実際には譲渡先に残って、業務を継続するケースというのは結構あるんです。

買い手のほうから「その後も残って経営に携わってほしい」とお願いされたり、買い手がファンドであれば、元の経営者にそのまま会社を任せるパターンも多くなります。事例(8)で、薬局を経営していた売り手の社長が今では譲渡先の上場企業で役員として活躍されていることをお伝えしました。

これまでの経験が十分に生かせるなかで、第二、第三の人生を始められるのです。

つまり、「会社を譲り渡した＝隠居・引退」とは決めつける必要はない。

この本を通して、そのことも強くお伝えできればと思っています。

もちろんそれまでの、商いに追われた日々から解放されて穏やかな生活を送られるのもよいでしょう。ですがまだ現役世代の方なら、会社の売却額を投資して、新たなビジネスに挑戦することもできるでしょう。後の章に登場いただく西浦さんのように。

そのために、売却後の夢やライフプランの道筋を描いみるのもよいと思います。


Ｍ＆Ａを通して、人生がより良くなること。

そして、人・技術・資源が継続して生かせる国であること。

Ｍ＆Ａは、一つの輪をどんどん大きくしていくようなイメージ。そんなビジネスなんです。


だからこそ、ブラックボックスのままではいけない。国が、業界の健全化を目指す関係者が強力しあって日本の産業を支えていかなければならない。微力ながら、そう思って日々取り組んでいます。

大切に育てた会社・店舗です。ともに働いたスタッフや関係者のためにも、廃業しかないと思わずに、M&Aという選択肢があることを知ってください。そして、そのためには情報を集めてください。情報を集めたら、きちんとした専門家に相談してください。

業界に携わる者として、皆さんのM&Aの成功を心から祈っています。

特別収録インタビュー

元シンセリティグループ株式会社　代表取締役社長　西浦誠一氏に聞く

「幸せなM&A、そうでないM&Aとの違いは何か」

介護サービス事業などを行うシンセリティグループ株式会社（大阪市）の元代表取締役社長だった西浦誠二氏。西浦氏は二〇一七年七月、小中学生向けの学習塾を展開する、東京証券取引所第二部上場の株式会社京進（京都市）に自社株式を全て売却。京進はシンセリティグループの発行済みの全株式を六億四二〇〇万円で取得し、完全子会社化しました。買収総額は七億三〇〇〇万円。

このM&Aは当時、業界関係者の間でも話題となりました。

西浦氏から、M&Aで会社を売却された体験をもとに、「幸せなM&A　そうでないM&Aとの違い」について、様々な角度からお話を聞きました。

――立ち上げた会社について、まずはお話を聞かせてください。当時の利益は二〇億円近かったそうですが、そこまでの会社を一代で築き上げられた経緯を教えてください。

私は二三歳のときに大阪へ出てきたのですが、夜間の旅行関係の専門学校へ通いながら、昼間はとある給食会社でアルバイトをしていました。昼食が付いていたので、食事代が浮くというのが魅力だったからです。アルバイトとして働いているうち、「お前、営業もできるやないか」ということで、一年半ほどで正社員、その後は取締役に抜擢されました。

専門学校を卒業後、その給食会社に就職をしました。当時は子供の数が急激に増えたこともあって、会社は一～二年で急成長していたんです。入社当初、会社の売上は年間で数千万円程度でしたが、全盛期は二五億円ぐらいまでいきました。しばらくは常務取締役を務めていましたが、会社の社長は不動産投資が好きだった。

バブルの絶頂期の前に、多角化経営ということで不動産事業を始めていて、不動産物件をどんどんと買っていた。時代はバブルでしたが実績もなかったため、社員が個人として住宅ローンを組んで、不動産を買っていたんです。ところが、その後にバブルがはじけて、不動産価格が一〇分の一になってしまった。

私も会社に名義を貸して四〇〇〇万円ほどの住宅を買っていたのですが、結局、八〇〇万円で売るはめに。名義は私個人ですから、残ったローンは私が払っていかなければならない。

業績は変わらず成長していたのですが、会社名義で買った不動産の住宅ローンの返済があるために、会社はさっぱり儲からない。そのうち会社が回らなくなってきた。それで二〇数億円の負債を抱えることになりました。私が三五～三六歳、入社して一二～一三年くらいのときです。

――その後、会社はどうなったのでしょう。

運よく民事再生法の適用を受けることができました。がその後は、会社の再起を賭けた新しい事業を立ち上げなければならなかった。

その頃は、ちょうど介護保険制度が始まった時期でした。この社長、頭は切れる人だったんですね。「おまえ、介護事業をしてくれ」ということで、指示を受けた私は、介護事業の立ち上げの責任者となりました。

しかし、業務をいくら頑張っても介護事業で得た売上げは全て、本体部門に吸い上げられてしまう。社長が持って行ってしまうのです。そのうち水道光熱費やスタッフの給料なども全て払えなくなり、とうとう会社の運営も難しくなってきました。社長も人が変わったようになって、「借金なんか払わなくていい。民事再生を一回やって、三年が経つと、裁判所の監督下から外れるから」などと言うわけです。

つまり、返済のことなど一切考えない人になっていたんです。

このままでは絶対会社が潰れてしまう。けれど、施設を利用している方たちがいるのに、介護事業を潰してしまうわけにはいきません。もちろん、従業員も救わなければならない。私自身も当時、二五〇〇万円ほどのローンを抱えていたため、借金を返して生活していかなければならない。

そのとき、いろんな人が背中を押してくれたんです。当時、懇意にしていた税理士の先生がこう私に話してくれたのを覚えています。

「西浦君、このまま泥船に乗って沈んでしまっていいんか？　周りの人たちはどうするんや？」と独立するよう私の背中を押してくれた。他にも、何人もの人が私を応援してくれたんですね。それで、ついに自分で介護の会社を立ち上げました。創業は四二歳のときです。

――シンセリティグループ以外にも、いくつか介護サービスの会社を設立されていますね。

当時は、介護保険制度がスタートしたばかりで規制なども緩かったんですね。我々の事業は、民間のマンションの空室を借り上げて運営を行う、民間の老人ホームの走りでした。会社を立ち上げるといっても、資金がない。当然、銀行もお金を貸してくれませんから、いろんな人が協力してくれました。クリニックの先生などもお金を貸してくれて。そのお陰で、一軒ずつ老人ホームを作っていきました。

こうして始めた介護事業を、一二年後、M＆Aで売却することに決めたわけです。売却する前は、五つの会社を別々に所有していましたが、売却するにあたり、シンセリティグループを持ち株会社として、有限会社ネクストライフを株式会社化し、株式会社もぐもぐ、ユアスマイル株式会社、株式会社優空の五社全ての株式を取得し、子会社化した上で、シンセリティグループを売却しました。五年前のことですが、グループ会社を含めた総売り上げは年間三〇億超円。事業価値は一六億円くらいに成長していました。

――苦労して立ち上げた会社をM＆Aで売却しようと思われた理由は何だったのでしょう？

私は起業することになる直前まで二〇年間サラリーマンだったので、将来、独立して起業しようとか、商売をやろうとか、そういう考えは全然なかったんです。

中小企業の経営者は、個人保証という形での借金もあるので、定年退職もない。これからもずっと会社の経営に浸かって生きていくのは正直、つらいものがありました。

介護業界は人手不足、人材不足が深刻です。求人に応募してくれた人は選抜無しで即採用するしかないという実情がありました。当然、良い人もいれば悪い人もいる。会社の従業員は、パートも含めて、最高で八〇〇人ほど在籍していました。事業所も全部で二七か所がありましたが、一日、最低一回はどこかで何かの問題が起きる。当然、起こった問題は全部ではないですが自分の耳に入ってきます。正直、辛かったですよ。

会社が大きくなっていったのは、自分の才覚というよりは、時流だと思っているところがあって、いずれ、どこかで辞めたいという気持ちがあった。また、その理由の一つにあるのが、人事的なストレスが大きかったこともあります。

従業員は良い人もいるし、当然、問題のある人もいます。入社する人、辞めていく人、様々です。特に会社を辞める理由が前向きで発展的であれば良いのですが、「会社が嫌だった」「人間関係が辛かったから」といったマイナスな理由だと、その一つひとつが心に刺さってくるわけです。そうしたダメージが重なったことがあるように思います。

――実際に会社を売却する転機になったことはありましたか？

気の置けない仲間には「五〇歳で定年しようかな」なんて軽口をたたいていましたが、心の中では中小企業の経営者は会社を途中でやめることはできない。定年だとか、そもそもリタイアなんでできないと思い込んでいました。銀行には老人ホーム建設の借金がありましたし、私も個人的に借金をして老人ホームを建て、会社に貸していたので。ダブルの借金がありました。なので、返済のことを考えたら、このままずっとやっていくしかないと思っていました。

リタイアするとしたら「上場しかない」と思っていましたから、コンサルを入れたり、売り上げを増やすことばかり考えていました。

とはいえ、上場するには期間やコストもかかるし、幸いにも実現できたとしても、創業者はすぐに辞めるわけにはいかないという現実もあった。

あるとき、某ファンドから、「会社を売却しませんか」との誘いを受けたんですね。

私は「あぁ、そういう方法もあるんや」と気づいたんです。その後、大手M＆A仲介会社が数社やってきて、同様に売却の話を切り出してきました。

――なぜファンドから売却の話がやって来たのでしょう？

その頃、証券会社に上場の相談をしていたので、回りまわって打診が来たのだと思っています。そうした噂や情報は必ず漏れるのかもしれません。

そこで、売却先には、私は次の三つ条件を出すことにしました。

どの仲介会社の担当者も買い手としての条件はかなり難しいと言われましたが、譲れませんでした。これはお金だけの問題ではないんです。

――なるほど。西浦さんが提示した三つ条件とは具体的にどのようなものだったのですか。

私が買い手に求める条件は、次の三つがありました。

①上場企業であること

②介護事業をやっていないこと、介護事業は新規参入であること

③売却後、債務の負担もなく、会社に残る必要がないこと

①の条件について買い手が上場企業であれば、社員たちは中小企業から「上場企業の一員」になるわけです。つまり、従業員はステップアップできる。また、個人的にも老人ホーム建設の借金がまだ残っていたので、上場企業であれば、その建物を借り上げもらえば、会社を売却した後でも定期的な収入の一つになる。上場企業ならできるだろうと思いました。正直、得体のしれない会社に貸したくないというのもありましたね。

これは前職での経験から。そう考えてのことでした。

②は、同業の場合、売却後に従業員が相手の会社のスタッフからいろいろ言われて、見下される立場になるのが嫌だったからです。介護事業でがんばってきた従業員を、同業の人たちから「使われる立場」にしたくなかった。介護業界に新規に参入する会社であれば、会社が従業員ごと、そのまま活躍できるわけです。

③については、売却した時点で私は債務なしの状態が望ましいわけです。売った後でたとえ問題が起きたとしても、それはもうあなたには請求しませんというような。通常、経営者は会社に

残り、三～五年間は補償しないといけないことが多いのですけれど。私の場合、いつまでもかかわりを持ちたくなかった。

Ｍ＆Ａ仲介会社からは、こんな条件を出したら絶対に無理だといわれていたのですが、実際に買い手がいたということなんですね。

――三つの条件のうち、買い手にとって一番ハードルが高いと思われるものはなんでしょう。

どの条件も、買い手にとってはハードルが高かったと思います。

でも、この三つの条件をＯＫしてくれる譲受企業が出てこなければ仕方ないと思っていました。京進さんと出合えたことが幸運でした。合意に至るまで、京進の会長さんと何度かお会いしましたが、会長さんは会社経営では非常に苦労した経験があったんですね。私も苦労しましたし、お互いに共感できることが大きかったのです。

――ということは、京進さんとスムーズにＭ＆Ａができたということですね。

いえいえ。

これは後日談になりますが。京進さんとのトップ面談の後、クロージングまであと一週間というとき、会社の中でとんでもないことが起きた。介護職員が入居者から訴えられて逮捕されるという事件が起きました。容疑は利用者に対する暴行です。

当時、介護施設などで介護職員による利用者への暴行事件がニュースになり始めているころでした。もし、それが事実だとしたら、売却どころか事業そのものを続けられない。

私はそのとき海外にいたのですが、京進さんに売却することがほぼ確定していたので、「会社を売却したらフェラーリを買おう」とか「次はどこに海外旅行に行こうか」とかのんきなことを考えていたんです。なので、職員逮捕を知らせる一本の電話で、地に落ちた気分。もう最悪ですわ。

取り急ぎ、京進さんの社長に電話して事情を説明し、M＆Aは一旦白紙にすることになりました。結果としては、当の介護職員は半年以上拘置はされましたが、不起訴となり、無罪。入居者による妄言だったことがわかったのです。

介護職員に落ち度はないとはいえ、この一件では結果的に企業価値が億単位で下がりました。買い手は上場会社ですし、問題のあった会社をすぐに買収することはできませんよね。

それでも当初の予定より一年遅れにはなりましたが、京進さんとのM＆Aが成立しました。

結局、それまでの期間、お金でも損をすることになりましたが、一旦売却が決まったものを、再度、同じテーブルに乗せるという作業は精神的にもけっこうしんどかったです。

――京進さんとのトップ面談では、お互いのシナジーと言いますか、買い手としてふさわしいと感じる、手ごたえのようなものはあったのでしょうか。

そうですね。会長さんと京都の祇園でお酒を飲み交わす機会があったんですが、いろいろ話をした中で、心が通じ合うといいますか、「この人だったら」と思いました。私の無理な要求を受け入れてくれたんですね。

特に③の条件では、自分は経営にはタッチしない、前社での金銭的な問題、滞納等々は一切請求しないといったことも快く呑んでいただけたので、京進さんにお願いしたというわけです。ただし、五年間は守秘義務ではないですが、他社、同業者に務めることはできないという契約はありました。もちろん、私は他で働く気は全くありませんでした。

それにしても、M＆Aが本格的に始まると大変です。いわゆるデューディリジェンスですか。監査の人たちが買い手企業サイドから送り込まれてくる。事情聴取じゃないけれど、弁護士や税理士、介護関係者らが会社に来て、いろいろと調べてはコピーを取る。コピーにいちいち対応していては仕事ができなくなるので、「好きなように機材を持ち込んでくれ」と言ったら、コピー機など、いろいろなモノが運び込まれてきました。

従業員たちは「何が始まったんや」「税務署でも来たんちゃうか」と思っていたかもしれない。

一度M＆Aで先方を受け入れて話が進むと、おいそれと「やっぱり、やめた」とは言えなくなる。そこまで進んだところで、例の介護職員暴行疑惑で京進さんとのM＆Aが一旦、白紙になったわけです。その後、買い手を見つけようとしたけれど、白紙になった理由を言わないといけないので、それは辛かったです。中には、ある葬儀会社の若い社長が「私たちと一緒にやりましょけです。とにかく、世界中を旅したいという夢があったので。

う！」と倍額の金額を提示してきました。でも、こちらは事業を一緒にやるだけの情熱がないわ

――M&Aは最後まで何か起きるかわからないと言われますが、西浦さんもそうしたご経験をされたのですね。一旦、白紙になったものの、一年後に同じ会社を買うというケースはなかなかないケースかと。よっぽど魅力的に感じていらっしゃったのだと思います。

そうかもしれませんね。一旦、白紙となった後の一年間、先ほど話したように会社を購入したいと声をかけてきてくれた会社もありました。その会社は京進さんより、金額の面で条件は良かった。でも、私としてはやはり、京進さんに買って欲しかったんですね。

それで、私、京進の会長さんに電話をかけたんです。

「ある会社から買いたいと言われている。会社も自分もギリギリなので、そこに売却しようと思う」と。京進の会長さんからは「ちょっと待ってほしい」とだけ言われました。そして、何日かして折り返し、会長さんから電話がありました。そこで、会社を買ってくれることになり、再度、M&Aの話がまとまったのです。そんな経緯がありました。

最終的には人と人なんですね。条件が良くても、高い金額を提示されても、嫌な経営者には会社を売りたくない。自分に共感できる人に買って欲しい。

この点はどの経営者にもいえることではないでしょうか。

もちろん、金額の面もありますけれど。それ以上に大切なものがあると思います。

――M&A仲介に関しては、最終的に銀行をアドバイザーにされたということですが、銀行に決められた理由を教えていただけますか。

上場している大手M&A仲介会社三社が私のところに訪ねてきました。話を聞くと、とにかく手数料が高い。天塩にかけて育てた会社を右から左へ動かすだけなのに高い！　たしか手数料が一億円くらいだったと思いますが、「何で？」と疑問に思いました。また、一度M&Aの交渉を始めてしまうと、専任になってしまうので、最低半年間は他の相手と交渉できなかったと思います。それに異業種（上場企業）と交渉して、半年ぐらいかかった。M&Aの話を詰めていって、最終的に不成立になると、「あの会社、何か問題があったんちゃうんか」という噂にもなりかねません。

――そうですね。大手仲介だと、最低手数料一〇〇〇万～二五〇〇万円、取引金額が一億円でも二五〇〇万円を請求される場合もありますし。

その点、銀行の仲介手数料は本当に安かったと思います。担当者は親身になって対応してくれました。買い手の京進さんは銀行の担当者が引っ張ってきてくれたんですね。

例の事件で一旦白紙に戻ったときは本当にがっかりして、その担当者とヤケ酒を飲み交わしたものですが、一年後に再度M&Aが成立したことで、銀行の担当者は部長に昇進しましたよ。「西浦さんのお陰で、役職がまた上がりました！」と喜ばれました。

銀行としては、M&Aで手数料も入ってくる。融資もできるし一番良いわけです。M&Aをする場合、上場企業でも、銀行から一〇億〜二〇億円くらい借り入れて買収するケースもあると聞きます。銀行なら企業の財布の中身をよく知っています。M&A仲介の専門会社に任せたとしても、財務内容を良く知っている銀行が売却や購入に難色を示したらダメでしょう。

手数料に関しては、「こちら（売り手）からじゃなく、買い手からもらって」と交渉することもできる。

それにしてもM&A仲介会社は本当に手数料が高い。しかも「双方代理」ができる。とはいっても、手数料の多寡でM&Aをやめるという判断はあまり無いかもしれません。

今は買う人を探すよりも、売る人を探す方が難しいのではないでしょうか。

売る人は減っているように感じます。なので、売る側より、買う側から手数料を取ったほうがいいと思うんです。だいたい昨日、今日知り合ったような人たち（M&A仲介）になんでこんなに手数料をゴソッと持っていかれなければならないのか。やはり、良くわかりませんね。

――売却には、株式譲渡と併せ、退職金のスキームも上手く使われたと聞きました。

株式譲渡で会社を売却した場合、株式譲渡の税金は二〇・三一五％になります。

会社は全部で六つありました。シンセリティグループを一〇〇%の持ち株会社にして、売る前にそれぞれの株をシンセリティグループに集めたわけです。それまでは全部、私の会社でしたから。実際の金額はもっとありました。私の場合、退職慰労金は今までの勤務年数と金額で計算すると、かなりの額になるため、税金でたくさん持っていかれることになる。

銀行の担当者は親身になって相談に乗ってくれました。退職金はこれだけにしてとかね。要は資産管理です。また、家内は別会社の社長もやっていたので。その退職金もありましたし。M&Aの取引金額だけでなく、結果的に退職金での受け取りが多かったと思います。

――売却した後、前社とのかかわりはあったのですか。

会社は京進さんの完全子会社になりましたが、三年間くらいは顧問として、普通のサラリーマンの月収程度の給料を受け取っていました。でも、会社に顔を出すことはほとんどなかった。「トラブルや問題があったときに対処して欲しい」という安心料だったと思います。というのも、新たに社長になった人は、元は京進さんの社員で課長クラスの方でした。普通のサラリーマンの方で、あらゆる面でオーナーとは違う立場出身ですから。何かあった場合の相談相手という感じでした。

――会社を売却して経営から離れることのデメリットは何かありましたか?

デメリットと言えるかどうかですが、会社を辞めるということは、一個人に戻るということです。社会的影響力が無くなることを実感するわけです。それが寂しいと感じる人は会社に残る方法を探ると良いのではないかと思います。仮に一〇億円の企業価値の中で生活していた人が、M&Aで手取り五億円を受け取ったところで、下手すれば五年で無くなります。

「残りの人生どうしよう?」になるのではないでしょうか。

会社の経営をしていれば、経費だって使えるわけです。それが大きいのに、辞めたら使える金額は一気に減るのですから。M&Aをしてまとまったお金が入ってきたとしても、お金が減っていく一方なら、M&Aはやってはダメだと思います。毎年、毎年、お金がだんだん減っていくのは怖い。会社を売ったお金だけだと、どうしても取り崩していかなければならない。そのためにも、キャッシュフローというか、定期的な収入が入ることはとても大切です。

私の場合は、残りの借金も返せるし、それ以上に収入が入ってくるので、M&Aという選択肢があった。会社から離れても不動産収入が毎月入ってくるので、安心感がある。毎月の入金額は、上場企業の課長の年収ほどでしょうか。複眼的に考えることが大切だと思います。

――西浦さんは、一般論として、M&Aをすすめますか?

経営者の生き方次第だと思います。会社やお金に対する潔さがないと無理でしょうね。

私の場合、京進さんに売却した後も、顧問として三~四年ほどかかわりましたが、年に一~二回ぐらい電話で話をして用事を済ます程度のかかわり方でした。一回退いたら、元の経営者はちょくちょく顔を出してもいけないと思います。

それに「会社を辞めてよかった」と家内も喜んでいます。

家内が言うには、会社を経営していたときの私は夜中に何か叫んでいたらしいんですね。当時、会社のキャッシュフロー、資金繰りは厳しかったですから、かなりのストレスを抱えていたんですね。たとえるなら、真夜中のハイウェイを目隠しして、バイクですっ飛ばしているような感じだった。二七カ所の事業所を作るのに、無理がたたっていたんですね。

また、買収先がファンドだと、基本的に経営から離れられない。社長として残らないといけないところが多いですね。ファンドの場合、価値があってもすぐに売ったり、売る場合でも、一〇〇％売らなかったりする。保有株の五割とか七割を売って、ファンド側と一緒に頑張って企業価値を高める。次の段階で残りの株を高く売るという段取りだったりする。

私の場合、お金の問題ではなかったんです。

人生が八〇歳としましょう。残りの人生が二五～三〇年とすると、一年、一年が非常に貴重なものじゃないですか。たとえ二～三割、売値が安かったとしても、その時間を有意義に過ごすことのほうが、価値は高いという考えだった。

なので、リタイアするタイミングの一～二年というのは、経営者の人生において重さが違うんです。細かいことにとらわれずに、決断することも必要なのではないでしょうか。

――若手の起業家などが起業して、会社を大きくした後、出口戦略としてのM＆Aを選ぶというケースがトレンドになっているようですが、どう思われますか？

若い経営者など、特にＩＴ関連は急成長していますし、そうした例が増えてきているのかもしれませんね。会社をバイアウトしたら次のステップをぜひ、考えたほうがいいでしょうね。

そこから先の話、また何かにチャレンジしてほしいと思います。

Ｍ＆Ａで買うもの、要は時間を買うわけです。例えば八〇〇人の介護専門職を育成するとか、人材を一気に募集して揃えることなど、上場企業であっても難しいわけです。

一方、ＩＴ企業だったら、五年でバイアウトするということはできますよね。

介護のようなハコモノは、企業価値が出るまでに時間がかかる。業種にもよりますが、Ｍ＆Ａとは、時間を買うことです。これから投資的なことを考えて会社を経営するのなら、ＩＴ企業などは可能性があるかもしれません。

いずれにしても、中小でもとにかく、起業したいかどうか。

会社でサラリーマンをして、働いてさえすれば定期的に収入が入ってくるわけで、それは安心に違いない。Ｍ＆Ａで売却した後、残りのお金がどんどん減っていくのは恐ろしいことです。バイアウトで手に入ったお金を投資で無くすというのも絶対にしてはいけない。

やはり、堅実に収入を得ていくことが大切なんじゃないかと思います。

――自分の後継者という観点ではどうでしょう。お子さんに会社を継がせますか。

自分が作った会社というのは、自分の子供みたいなものなんでね。とはいえ、子供には本人の人生があるんやから、「自分の道は自分で歩けよ」と言いたい。本人が継ぎたいと言って、しかも能力があれば別ですけど。

会社を継ぐというのは、極端な話、死ぬまで会社の面倒を見ないといけないということです。中小企業の経営者には定年がないと言われるゆえんです。それに、会社を継がせるということは、子供に重荷を背負わせるだけのことのように感じる部分もある。

仮に継がせたとしても、会社の社員たちから当人が嫉妬されたりして、つらい目に遭うかもしれない。やはり、子供は子供で、本人自身の人生があるだろうと思います。

例えば、大企業の同族企業では創業家が会社を代々継いでいますが、あれは子供の頃から事業を受け継ぐための英才教育をしているのではないでしょうか。

起業して成功するには「運」もあります。自分は運が良かったと思います。

――介護業界の今後の見通しについてどう思われますか？

会社を売却して五年、今、介護業界には一切かかわっていないんですが、小さな介護事業者はなかなか大変だと思います。私が介護事業を始めたときは、介護保険が始まってまだ三年間ぐらいしか経っておらず、もしかすると、一番良い時期だったかもしれません。

介護事業のルール自体が未整備な状態で、老人ホームという定義がなかった。開業資金がほとんどなかったので、最初の事業所は一番安く上げるために、五〇個ほどのワンルームマンションの空き部屋二〇室ほどを借りて、そのうちの一室を事務所にして残りの部屋に利用者を全員入れるというようなことができた。

今のサービス付き高齢者向け住宅（サ高住）とよく似た感じでした。そのときはそれでいけたんです。二件目はスーパーの空き物件を改装して老人ホームにしましたが、病院の関係や見学者が殺到して、急遽、二階建てにしたりしました。

その後、建築の構造的な名目として、サ高住などの規定ができたのです。

今は新築でないといけないので、これから新たに介護サービスを立ち上げるというのは、けっこう大変かもしれませんね。

――西浦さんの例は、売り手、買い手ともに幸せなM＆Aの成功事例だと思います。売り主として、従業員を第一に考えられ、明確な三つの条件を出されたことが勝因の一番の大きな理由なのではないでしょうか。

そうですね。前述したように、そもそも私は独立を考えていたわけでもなく、前の会社が潰れそうになって、従業員を引き連れて、自分で会社を立ち上げた経緯があるわけです。

京進さんの介護事業会社の社長たちは皆、元は私の部下たちです。

当時はうちのような安い老人ホームってなかったんです。会社が潰れたら、利用者さんは身を寄せる所がなくなる。なので、とにかくその受け皿を作ろうという気持ちが強かった。

私の場合、行きがかり上、起業したということになりますが、そのときは責任感というか、使命感が強かったですね。そうした気持ちが、結果的に今につながっているということかもしれません。また、会社の経営方針として、ノルマとか、利益目標などを具体的に社員に押し付けることは一切しなかった。

その頃、コムスンがノルマ達成至上主義を追求していて、そのせいで無理がたたって不正が起きた。介護業界には連座制があるので、一つの事業所で不正があると、他の事業所も全部アウトになる。だから、ノルマで圧力をかけて不正の温床を作りたくなかった。

そもそも介護は人と人の仕事やから、ノルマをかけたら、流れ作業になったりして、入居者のケアができなくなってしまいます。最終的には自分たちのところにマイナスになって還ってくるわけですから。

——最近、中規模の介護施設のM＆A仲介を手掛けたのですが、西浦さんのお話はとても参考になります。

経営者ってね、自分がこれまでやっていたことを否定されるのが一番つらいんです。

売った後、買収した側が、前の会社や経営者の経営方針や従業員など、いろいろ言うでしょ。

でもそれだけは嫌なんです。経営者にはプライドがある。大切にしなきゃいけない自尊心があると思うんです。

不動産の交渉もそうですが、自分が思う金額と向こうが提示する金額が全然違う場合がある。往々にして自分が提示する金額は高いけれど、向こうが提示する金額は半額だったり。下手するとアドバイザーが「この額で売れました」などとえらく安い金額で言ってきたりする。M＆Aでも、金額のギャップは上手に埋めていかなければならないのではないかと思います。

それに、売り手の経営者さんはどこを重視しているのか。お金を重視するのか、私のように他の条件を重視しているのか。

「お金、お金」と言うのなら、「もっと頑張って働いたらどうですか」と言いたい。金額にこだわるのであれば、売ってしまった後も社長として、会社に残って働いた方が良いでしょう。一旦、売却すると毎月のキャッシュフロー、定期収入が無くなってしまうので。私自身、もっと働いていたら、もっと優雅な生活ができたと思うし。

人生は一回しかありません。

また、よく「お金がお金を生む」なんて言うけど、あれはウソですね。金を増やすことを考えて投資商品なんかにお金を出したら戻ってきませんから。間違いなく、素人には無理な話。投資で儲けようというのはやめた方が良いです。

——これからの人生をどう謳歌されたいとか、目標などはありますか？　今、スイートポテトを扱うお店を経営されているとか。

会社を売却した後、ずっと旅行をするつもりでした。もとから旅が好きなんでね。でも、コロナは想定外でした。コロナがなかったら、世界中を旅していたと思います。

世界で入国できる国は一七〇カ国あるんです。海外に行くことが厳しくなり、キャンピングカーで日本国中を周ったりしたけれど、刺激が少ないですね。

去年、スイートポテト屋を始めましたが、全然儲かってません（笑）。

生活の中で、自分が使える金額というのはある程度決まっています。たとえ、多く蓄財したとして、死ぬときに一割でも持って行くことができるならもっと資産を貯めるけれど、あの世には一割も持って行けない。

ようやくコロナも緩和されてきたので、まだ訪れたことのない、残りの一二〇〜一三〇カ国を全部周ればいいなぁと思っています。

あとがき

この度は本書を手に取って、また最後までお付き合いいただきありがとうございます。本書を読まれて、どのようなご感想を持たれたでしょうか。共著者である日高氏とともに、皆様のご意見やご感想をぜひお待ちしております。また業界の先輩方におかれましては、なにを偉そうにとお叱りを受けるかもしれませんが、どうぞ温かい目で見ていただければ幸いです。

本書は、薬局のM&Aにフォーカスしながら、M&Aにかかわる様々な立場の人たちの役に立てればと願いながら執筆を進めました。M&Aに関する書籍は数多くありますが、本書ほど深掘りした内容の本はそう多くはないのではないでしょうか。そこまで言うなよと、それこそお叱りを受けることになるかもしれませんが、読者にとって有益になる本にしたいという我々の信念を込めましたので、どうかご理解いただければ幸いです。

本文との繰り返しにはなりますが、調剤薬局は、運営会社が変わっても売り上げに大きく差が出ないこと、処方箋を発行する医療機関との距離が最重要なビジネスである点、レセプト請求の確実性などから、M&Aに非常に適していました。加えて、薬局業界が拡大して三〇年ほど経ったころから全国で後継者問題が発生し、さらに医療費削減からの逆風が吹き、M&A件数がどっと増えたのです。

また昨今の調剤業界は、加速度的に変化しています。お薬手帳やジェネリック医薬品、残薬管理に在宅医療とゆっくりと変化してきた三〇年でしたが、ここ数年で、リフィル処方、オンライン服薬指導、電子処方箋と一気に加速し、このスピードの早さに経営側も対応を迫られたのです。

そのような背景からM&Aは非常に活況になり、多くの案件が成立しました。その中には不本意なM&Aを経験されてしまった方々が非常に多く見受けられました。M&AはいわゆるB to B（企業間取引）です。どちらも経営のプロであるため、情報量に差はないとの前提ですが、実際はそうではありません。本書を読んでくださった方ならもうお分かりですよね。

数十年と手塩にかけて育ててきた会社を売ることに慣れている方など少数派です。企業・事業売却という側面での情報量や経験値の差があることにつけこんで、売り手側に入る金額が一〇〇〇万円程度なのに、仲介者は二五〇〇万円も受け取っていた、という非常識なことが行われてしまったのです。ほかの業界では考えられないですよね。

誤解されてしまうかもしれませんが、私大道も日高氏も、私たちに仲介させてくれと言っているのではありません。もちろんご相談いただけるのはありがたいことですが、それ以前に、少しでも日本のM&Aが、企業存続や事業承継をしたいと望む方々にとって満足いくものになってほしいという強い気持ちでいます。それは、この業界にいるからこそ、純粋に願っていることなのです。

私は薬剤師の資格も有していますが、経営者としての人生は七十代のおばあちゃん薬剤師から薬局を譲り受けたことから始まりました。足を骨折して仕事ができなくなってしまったおばあちゃん薬剤師と出会い、初めて訪れた街の薬局を引き継ぐことを即日で決断したとき、笑顔で喜んでくださったことを今でも鮮明に覚えています。私自身も独立ができたことがうれしく、さらに処方元のドクターからは薬局がなくならずに済んだことに安心してもらえ、何より長年その薬局に通われていた患者さん方も喜んでくださった。まさに四方よしのM&Aが私の始まりでした。

ところが悲しいことに、そのおばあちゃん薬剤師に恩を返す間もなく、翌年に亡くなられてしまったのです。いただいた恩を返すことはできませんでしたが、次の世代に恩を送ることはできるはず。そう考え、私は独立する薬剤師の支援や後継者問題を抱える薬局のM&A仲介を始めたのです。恩は返せずとも、これで恩を送っていけると信じ、がむしゃらに頑張ってきました。

そこから十年。いまでは数多くの弟子ができ、その弟子たちも独立する方々を支援することができており、非常にうれしく思っています。薬剤師自身がオーナーとなって薬局を運営すると、地域に密着したとても良い薬局ができるのです。そこはサラリーマン薬剤師とオーナー薬剤師の薬局に対する想いの違いなのでしょう。

携わらせていただくM&Aの規模が大きくなった現在は、独立薬剤師支援の件数はめっきり減りましたが、それでも自社で薬局を開業する際は、おばあちゃん薬剤師が大好きだった薬局の名前をいまでも使わせていただいています。そんな薬局を天国から覗いて、あの笑顔で喜んでもらえていたらいいなと思い、薬局運営も気を抜かずに取り組んでいます。

M&Aお手伝いのきっかけがこのような流れからなので、「大きなカネを動かして、一旗揚げてやる!」とか「いま一番稼げる業界で儲けてやる!」と意気込んで業界に参入してくる優秀な営業マンたちとは一線を画しているということは認識しています。M&Aというのは、ドライな感情で、ただただビジネスを引き継ぐだけではない。人と人を繋ぎ、日本にとって大切な事業と技術を継承していく。そこにはドライさと真逆の熱い思いがあるはずなのです。自分のことしか考えない、行儀の悪いM&Aなんてもってのほかです(彼らからしたら、案件でバッティングした場合、手数料の価格破壊をしている私こそが、行儀が悪いと言われるかもしれませんが……)。

これからの日本は、調剤薬局業界のみならず、全業種において大廃業時代を迎えることになるでしょう。それでも、M&Aに携わっている私たちとしては、日本にとって必要な事業の廃業を回避し、次世代に継承していく責務を感じています。M&A仲介業者が不当な手数料を求めることによって、思いを繋げたはずの雇用や顧客、技術、歴史を喪失してしまうことはもったいないと思います。また、営業マンの能力不足や認識ミスによって、本来であれば成立できたであろうM&Aが成立しなかったならば、もったいないどころではありません。

先進国の中でも飛びぬけて中小企業数の多い日本において、このもったいないをなくすために、どのような仲介業者に頼めばいいのか、どのレベルの担当者ならば信用に足るのか、どういった理由で成功・失敗したのか、この本が少しでも皆様のお役に立てればと願ってやみません。

最後になりましたが、本書出版の機会をくださいましたパンローリング社の後藤社長、そして出版に際して多大なるご尽力をいただきました近藤由美様に、改めて感謝申し上げます。ありがとうございました。後藤社長から「売れるかどうかではなく、書きたいことを書けばいいですよ」と背中を押していただけたこと、感謝のしようがありません。その言葉通り、私たちの思いはこれでもかというほど詰め込ませていただきました。本書がM&Aに携わる方々、そして日本の事業発展に少しでも役立つことで、皆様の気持ちに報いることができるのではないかと思っています。

そして、最後まで本書にお付き合いくださった読者の皆様に感謝申し上げます。ありがとうございました。

株式会社バシラックス　代表取締役　大道一馬

■著者紹介

日高雅哉(ひだか・まさや)

株式会社リーディング代表取締役。兵庫県神戸市出身。近畿大学経営学部会計学科卒。大学卒業後、みずほ証券株式会社に入社。リテール営業・ホールセールス部門にて2年間の実務を経験し、2度の社内表彰を得る。その後、みずほフィナンシャルグループの連携統括部門へ移動し、グループ内の連携業務の推進活動に従事する。みずほ証券株式会社にて5年の実務を経験後、M&Aコンサルティングファームに創業メンバーとして入社。ヘルスケア業界を中心に活動し、3年間で30件以上の成約実績を残す。また大阪支店開設時には責任者として駐在し、西日本エリアの中小企業向けM＆A支援業務に従事。その後、より深い支援ができることを目指し起業を決意。現在は、調剤薬局、クリニック・病院、介護施設などを中心にM＆A支援に従事。過去のクライアントからの紹介依頼が全国にわたり、M&A支援に励むなか、業界の課題改善に向けても奮闘。
登録機関：大阪府事業引継ぎ支援センター マッチングコーディネーター、近畿大学全国産業リーダーズクラブ会員、大阪難波ロータリークラブ会員。

大道一馬(だいどう・かずま)

株式会社バシラックス　有限会社あおば調剤薬局　有限会社原田薬局
代表取締役社長　薬剤師　法務博士
大学院卒業後、薬剤師として勤務していた時代に、おばあちゃん薬剤師から薬局の譲渡を受け創業。初めての起業で、売り手・買い手のみならず関係者を含めた4方向にWinが発生したM&Aによって、事業承継の魅力と地域医療の維持に対する使命感がわく。その後、薬局運営を堅実に続けながらも自分と同じように独立を希望する薬剤師を支援するためにM＆A仲介業務に参画。現在では、病院やクリニック、介護、美容、ITなど多岐にわたる業界のM＆Aを数多く成立。業界は違えど、関係者全員がWinとなるM&Aを目指し、日々邁進中。また、業界の健全化に精を出す一方、現役の薬学生とも積極的に交流をはかり、若者支援にも取り組んでいる。

■編集協力

近藤由美(こんどう・ゆみ)

ノンフィクション作家、編集者。宮城県生まれ。明治大学文学部史学地理学科卒業。株式会社PHP研究所など数社の出版社で編集者として勤務。書籍、週刊誌、月刊誌の企画・編集に携わる。マネー誌『ダイヤモンドZAi』の創刊メンバーとして参画後、フリーに。新聞系週刊誌やビジネス情報誌、女性誌などに寄稿。マネーから健康、社会貢献、寄付、教育分野まで幅広く手掛ける。近年は「人の幸せとマネーの関係」をテーマに寄付に関するインタビューや対談、コメントの依頼も多い。また、日本古来の温泉文化、湯治場の復興を目指した取材活動も行っている。著書に『世の中を良くして自分も幸福になれる「寄付」のすすめ』(東洋経済新報社)などがある。

2023年５月３日 初版第１刷発行

なぜかうまくいく薬局M&A成功法則

著　者　日高雅哉、大道一馬
編集協力　近藤由美
発行者　後藤康徳
発行所　パンローリング株式会社
〒160-0023　東京都新宿区西新宿7-9-18　6階
TEL 03-5386-7391　FAX 03-5386-7393
http://www.panrolling.com/
E-mail　info@panrolling.com
装　丁　パンローリング装丁室
印刷・製本　株式会社シナノ

ISBN978-4-7759-4285-7

好評発売中

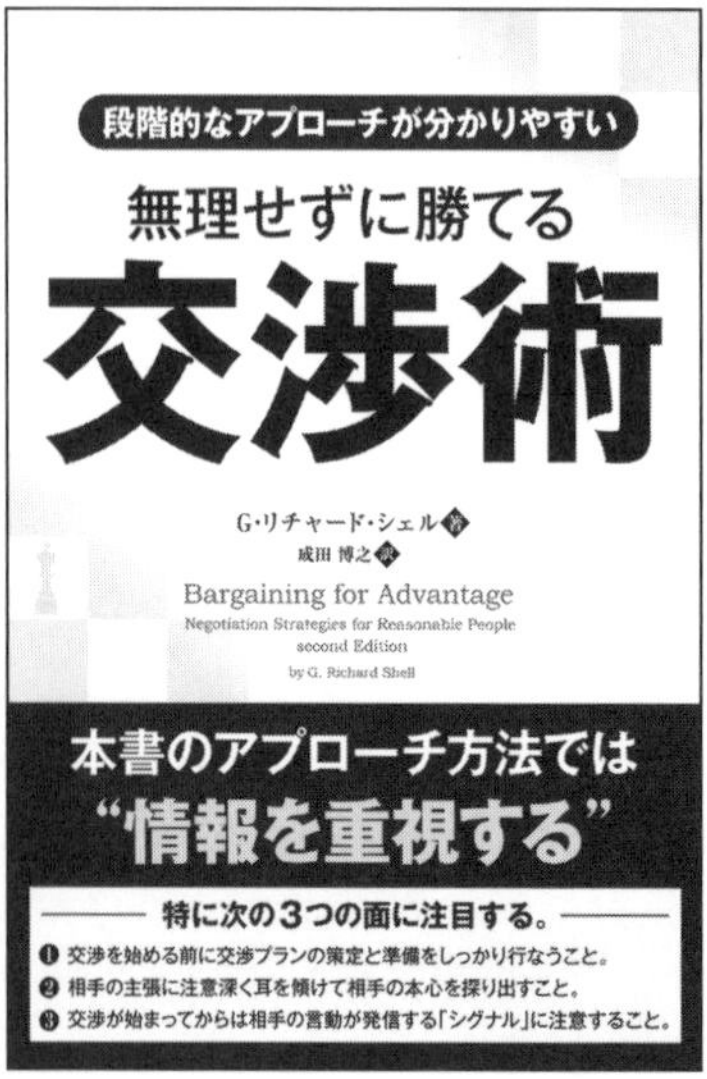

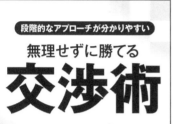

段階的なアプローチが分かりやすい
無理せずに勝てる交渉術

G・リチャード・シェル【著】
ISBN 9784775941621　360ページ
定価：本体 1,500円＋税

どんな人でも「できるネゴシエーター」になれる

交渉は直観だけで乗り切れるほど単純なものではない。直観だけに頼っているのでは、どんな人でも裏切られることがある。交渉力を向上させるには、思い込みを一掃し、新しい考え方を柔軟に受け入れることが必要だ。交渉とは人間の社会生活の魅力的な一面である。さぁ、今度はあなたの番だ。

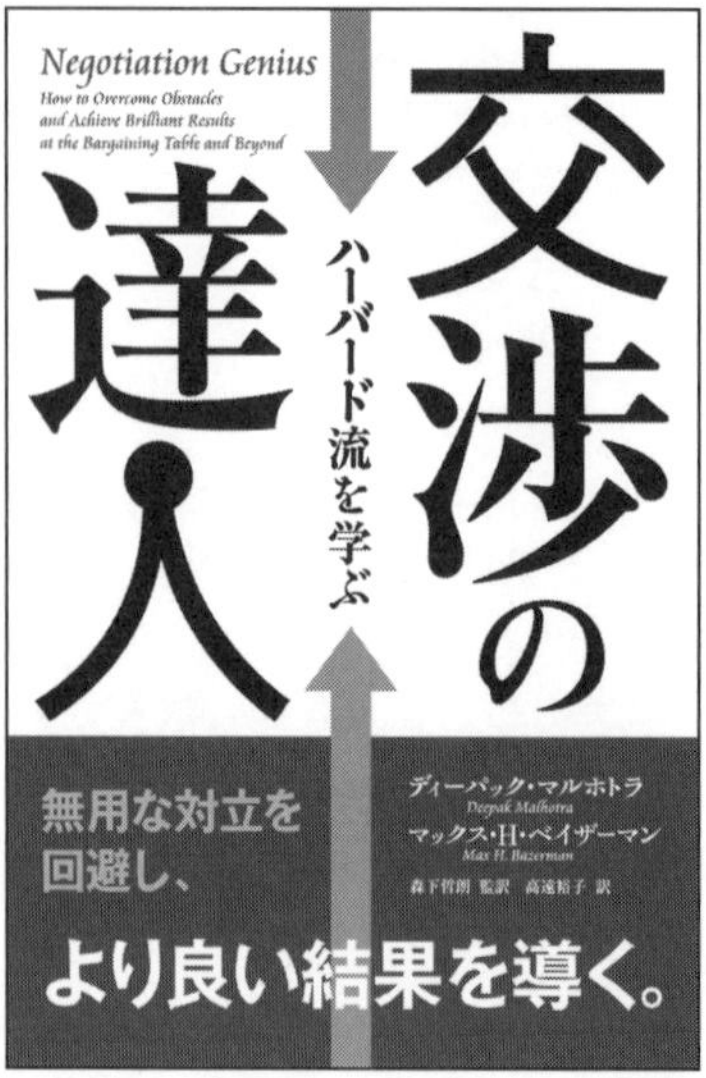

交渉の達人
ハーバード流を学ぶ

ディーパック・マルホトラ、
マックス・H・ベイザーマン【著】
ISBN 9784775941638　352ページ
定価：本体 1,500円＋税

無用な対立を回避し、より良い結果を導く

生まれながらの「交渉の達人」は滅多にいるものではない。達人らしく見えるものの背後には、入念な準備と、交渉の概念的な枠組みに関する理解、ベテラン交渉者ですら犯しやすい間違いやバイアスを避ける方法についての洞察、交渉を戦略的、体系的に組み立て、実行する能力がある。この枠組み、そして、すぐに実践で使える交渉戦略と戦術のツールのすべてを伝授する。